MINDFUL EATING
COMER COM ATENÇÃO PLENA

TRANSFORME A SUA RELAÇÃO COM A COMIDA

EDIÇÃO ATUALIZADA

Copyright © Editora Manole Ltda., 2024, por meio de contrato com as autoras.
Amarylis é um selo editorial Manole.

Produção editorial: Lívia Oliveira
Projeto gráfico: Departamento Editorial da Editora Manole
Diagramação: Amarelinha Design Gráfico
Ilustrações © Veridiana Scarpelli, 2024
Capa: Departamento de Arte da Editora Manole

CIP-BRASIL. CATALOGAÇÃO NA PUBLICAÇÃO
SINDICATO NACIONAL DOS EDITORES DE LIVROS, RJ

F491m

Figueiredo, Manoela
Mindful eating: comer com atenção plena: transforme a sua relação com a alimentação / Manoela Figueiredo, Cynthia Antonaccio ; prefácio Marle Alvarenga. - 1. ed., atual. e rev. - Barueri [SP]: Amarylis, 2024.
    192 p.: il.; 23 cm.

    Inclui bibliografia
    ISBN 978-85-204-6473-1

    1. Nutrição. 2. Hábitos alimentares. 3. Mudança de hábitos. I. Antonaccio, Cynthia. II. Alvarenga, Marle. III. Título.

24-91667   CDD: 613.2
             CDU: 613.2

Gabriela Faray Ferreira Lopes - Bibliotecária - CRB-7/6643

29/04/2024 06/05/2024

Todos os direitos reservados. Nenhuma parte deste livro poderá ser reproduzida, por qualquer processo, sem a permissão expressa dos editores.
É proibida a reprodução por fotocópia.

Toda marca registrada citada no decorrer deste livro possui direitos reservados e protegidos pela Lei de Direitos Autorais 9.610/1998 e outros direitos.

A Editora Manole é filiada à ABDR – Associação Brasileira de Direitos Reprográficos

Edição – 2024

Editora Manole Ltda.
Alameda Rio Negro, 967 - CJ 717
Barueri - SP
CEP: 06454-000
Fone: (11) 4196-6000
www.manole.com.br | https://atendimento.manole.com.br/

Impresso no Brasil
Printed in Brazil

Manoela Figueiredo
Cynthia Antonaccio

MINDFUL EATING
COMER COM ATENÇÃO PLENA

TRANSFORME A
SUA RELAÇÃO
COM A COMIDA

EDIÇÃO ATUALIZADA
PREFÁCIO DE **MARLE ALVARENGA**

Amarylis

AGRADECIMENTOS

Agradecemos todos os nossos pacientes, clientes e aos nutricionistas que a cada dia nos inspiram para estudar, aprender e praticar uma nutrição diferente – mais humana, gentil e compassiva para que as pessoas tenham uma relação melhor e mais saudável com a alimentação e o corpo

AOS NOSSOS FILHOS,
ANTONIO E TOMÁS

Durante o processo de edição desta obra, foram tomados todos os cuidados para assegurar a publicação de informações técnicas, precisas e atualizadas conforme lei, normas e regras de órgãos de classe aplicáveis à matéria, incluindo códigos de ética, bem como sobre práticas geralmente aceitas pela comunidade acadêmica e/ou técnica, segundo a experiência do autor da obra, pesquisa científica e dados existentes até a data da publicação. As linhas de pesquisa ou de argumentação do autor, assim como suas opiniões, não são necessariamente as da Editora, de modo que esta não pode ser responsabilizada por quaisquer erros ou omissões desta obra que sirvam de apoio à prática profissional do leitor.

Do mesmo modo, foram empregados todos os esforços para garantir a proteção dos direitos de autor envolvidos na obra, inclusive quanto às obras de terceiros e imagens e ilustrações aqui reproduzidas. Caso algum autor se sinta prejudicado, favor entrar em contato com a Editora.

Finalmente, cabe orientar o leitor que a citação de passagens da obra com o objetivo de debate ou exemplificação ou ainda a reprodução de pequenos trechos da obra para uso privado, sem intuito comercial e desde que não prejudique a normal exploração da obra, são, por um lado, permitidas pela Lei de Direitos Autorais, art. 46, incisos II e III. Por outro, a mesma Lei de Direitos Autorais, no art. 29, incisos I, VI e VII, proíbe a reprodução parcial ou integral desta obra, sem prévia autorização, para uso coletivo, bem como o compartilhamento indiscriminado de cópias não autorizadas, inclusive em grupos de grande audiência em redes sociais e aplicativos de mensagens instantâneas. Essa prática prejudica a normal exploração da obra pelo seu autor, ameaçando a edição técnica e universitária de livros científicos e didáticos e a produção de novas obras de qualquer autor.

Sumário

Prefácio: O poder da reconexão IX
1. Por que estamos desconectados? Como podemos nos reconectar? 01
2. A desarmonia com a comida. 19
3. Os caminhos da reconexão 35
4. Os pilares do mindfulness e do mindful eating 47
5. Em sintonia com os sinais internos. 63
6. Por onde começar? 79
7. Mudar o ambiente para comer melhor 95
8. Atenção plena na vida social. 105
9. Mas o que comer? 115
10. Não é dieta! Emagrecer pode ser uma consequência 125
11. O comer em família. 137
12. Um convite às crianças. 147
13. Compaixão, silêncio e meditação. 159
14. A jornada não termina aqui. 169
Notas. 175
Referências. 177

Prefácio
O poder da (re)conexão

Meus alunos sempre me ouvem dizer que minha avó (que faleceu em 2018, depois da primeira edição deste livro) nunca teve aula de educação nutricional e nunca soube o que era uma caloria. Sempre comeu arroz com feijão, carne, salada, frutas, fez suas refeições sentada e com atenção e nos horários regulares.

Uso essa história para explicar por que ficar lendo na internet sobre alimentação e nutrição, assistindo a programas de TV a respeito ou (pior!) tentando controlar as calorias e a composição das refeições de maneira obsessiva não é o caminho.

O problema é que o mundo da minha avó não existe mais. Ela morou na roça até se casar, aos 17 anos, comendo o que plantava, cozinhando com a banha dos porcos que criava, consumindo o que aprendeu com os pais e familiares, que, por sua vez, traziam toda uma bagagem cultural de como se cultivam, preparam e comem os alimentos. Era outro tempo para viver e fazer as coisas: tinha a época de preparar a terra, a de plantar, a de esperar crescer, a de colher, a de comer, a de descansar, a de contemplar...

Do começo do século passado para cá, comer ficou cada vez mais complicado. Aceleramos e estamos sempre correndo. Inclusive contra o tempo. Nos distanciamos da comida, não sabemos como ela é produzida, de onde vem... Paramos de cozinhar. O cenário de saúde se modificou: somos mais sedentários, temos máquinas para tudo, a comida se tornou acessível e muito transformada. Curiosamente, "saúde" e "nutrição" se tornaram uma obsessão.

Mas, infelizmente, vemos por aí uma visão conceitual um tanto restrita, que esquece que, para estar saudável, não se cuida apenas do corpo, mas também da mente, da alma, da cultura, da família e da sociedade. Em paralelo, essa visão compartilha uma lógica persecutória, que culpabiliza as pessoas pelas suas escolhas. Na mesma linha, a nutrição que se pensa hoje não raro é reducionista. Virou nutricionismo, com foco absoluto nos nutrientes e não na comida. Vem impregnada de ortorexia, uma visão de comer saudável irreal, que beira a patologia.

Tudo isso deixa as pessoas bastante confusas: o que pode? O que devo comer? Como me organizar? Quem pode escolher e resolver por mim?

Eis que surge a questão: o que fazer em meio a esse cenário? Morar no sítio da minha avó não é uma saída, mas a saída tampouco está em adotar dietas e regras restritivas buscando um "rumo" para se guiar diante de tanta confusão na órbita da alimentação. O fato é que escrutinar rótulos, contar calorias e gorduras e buscar obsessivamente informações sobre alimentação não tem se mostrado efetivo – pelo contrário, são comportamentos que podem aumentar a "neura". É preciso, antes de mais nada, ser suficiente e sustentável com relação ao nosso contexto alimentar. Vamos comer até o último de nossos dias. Portanto, a relação com os alimentos precisa ser positiva, não pautada por normas e determinações externas sobre algo tão fundamental à existência.

O caminho adequado está na (re)conexão com a comida e com o corpo, feita de modo atento, sem julgamento, com respeito e compaixão por si mesmo. Um caminho que valoriza a cadeia de produção dos alimentos. Que inclui toda a nossa rede de relacionamentos. Que respeita e favorece a saúde integral.

O *mindful eating* é um modelo que pode propiciar esse caminho. Com raízes no *mindfulness* – termo do inglês que pode ser traduzido como "atenção plena" –, ele aplica técnicas para estar e viver o aqui e o agora, sem julgamento e compaixão, ao ato de comer e à nossa relação com a comida. Sua prática essencial envolve também uma postura meditativa, que permite justamente rever o ritmo acelerado em que vivemos. Essa postura ajuda a se conectar com o básico: a respiração, o corpo, o agora, a comida. Sua essência e seus princípios podem ser inseridos na vida cotidiana de todos, propiciando uma relação mais saudável com a comida e o corpo.

A proposta deste livro é trazer, de forma simples, numa leitura prazerosa e descomplicada, os fundamentos do *mindful eating* (que tem sim, bastante confirmação científica de sua eficácia) para que as pessoas possam incorporá-los a suas rotinas e aprender a comer com atenção plena.

As autoras não poderiam ter sido mais bem escolhidas. Manoela Figueiredo formou-se primeiro jornalista – portanto é boa em traduzir as coisas em palavras – e depois nutricionista, tendo se especializado em *mindfulness*, ioga, *wellness coaching* e comer intuitivo. Tem extensa prática no atendimento nutricional de crianças, adolescentes e adultos, ajudando-os a fazer as pazes com o corpo e a comida.

Cynthia Antonaccio é uma nutricionista visionária, sempre ampliando seus horizontes e os da profissão, com atuação em áreas diversas, como a inovação e a comunicação. Tem mestrado em Nutrição, MBA em Marketing, formação em *wellness coaching* e especialização em *design thinking*. Com essa bagagem, traz para a nutrição tudo que é moderno e embasado na ciência. Junto às outras profissionais da Nutrição Comportamental, Cynthia e Manoela abraçam a missão de trazer uma nutrição diferente, ética, responsável, inclusiva, prazerosa e mais humana, sempre compartilhando com o público o conhecimento científico de qualidade.

Fui ao meu primeiro evento de *mindfulness* com essas duas colegas, que me estimularam a também fazer minhas formações na área. Com a Manoela aprendo no dia a dia a importância da compaixão e de estar presente no momento. Com a Cynthia aprendo que é possível encontrar tempo para meditar mesmo quando se é acelerada por natureza e empregar o poder transformador da atenção plena na vida como um todo. Afinal, não basta conhecer a teoria: é preciso colocá-la em prática e vivenciá-la.

Tenho certeza de que, com este livro, os leitores não vão simplesmente aprender sobre o *mindful eating* como modelo: serão convidados a repensar a sua relação com a comida, com o tempo, com o corpo e com a saúde.

Marle Alvarenga
Nutricionista, mestre e doutora em Nutrição Humana pela Universidade de São Paulo (USP). Idealizadora do Instituto Nutrição Comportamental.

1

Por que estamos desconectados? Como podemos nos reconectar?

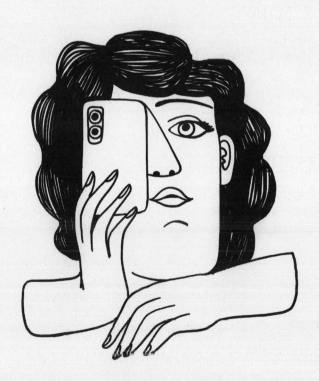

PERCEBA
Em quais momentos do seu dia você se sente inteiramente presente nas suas atividades e em quais você simplesmente se move no piloto automático?

REFLITA
Você tem feito escolhas que valorizam sua saúde, sua alimentação e seu bem-estar físico e emocional?

EXPERIMENTE
Escolha uma coisa diferente para fazer por você hoje. Algo que possa ser feito com presença e que traga satisfação.

É IRÔNICO COMO, NA ERA em que mais se prima pela conexão, tenhamos nos desconectado tanto de nós mesmos. Olhe para si ou para os lados: a humanidade passa grande parte do dia na tela do celular, do computador ou da televisão, atenta a qualquer fato, pessoa ou situação que não o tempo e o espaço ocupados pelo próprio corpo. Enquanto a mente passeia por lugares distantes, o presente se desenrola diante de nós sem nos darmos conta dele. Ou, pior, nos deixamos engolir pela velocidade dos acontecimentos e pelas demandas da rotina. Projetos no trabalho, estudos, contas a pagar, o almoço das crianças, a consulta do cachorro no veterinário, o conserto do carro... E tantas outras tarefas do cotidiano, as previstas e as imprevistas.

Aí a tendência é fazer tudo ao mesmo tempo e misturado. Pagamos as contas pelo computador enquanto retornamos uma ligação de trabalho e damos de comer aos filhos. Beliscamos algum petisco enquanto levamos o bicho para passear e avisamos por mensagem o mecânico que vamos atrasar – afinal, o trânsito não ajuda. Viramos multitarefas, mas sem prestar muita atenção em cada atividade. Já se sentiu mais ou menos assim?

Se você parar e observar, vai perceber que começa a fazer escolhas desde o momento em que desperta e abre os olhos pela manhã. Café ou chá? Responder ou não o e-mail de trabalho antes de chegar ao escritório? Carro, bicicleta, carro de aplicativo ou metrô... com que meio de transporte eu vou? Manga curta ou comprida? Tente calcular quantas pequenas decisões precisam ser tomadas ao longo de um único dia.

Acontece que quase metade das nossas ações diárias é composta de hábitos que não dependem de decisões conscientes. Isso quer dizer que você escova os dentes, lê os e-mails e se veste no piloto automático. E a verdade é que esse modo de operação é ótimo para o cérebro, porque assim ele consegue poupar energia. Mas o que é bom para a massa cinzenta nessas atividades pode não ser necessariamente bom para você em situações mais importantes. Como o cérebro nem sempre diferencia os hábitos que nos trazem bem-estar daqueles que geram desequilíbrio em longo prazo, cabe a nós a tarefa de identificar e mudar o que não está legal.

Para isso, é preciso estar atento ao momento presente, aos sinais que o corpo dá e à maneira como reagimos aos estímulos externos, algo que o estilo de vida nas cidades, onde vive a maioria da população, dificulta bastante. Sobra tempo nos congestionamentos, mas muitas vezes falta atenção para perceber que a garganta está seca pedindo água, a bexiga está cheia ou a cabeça está pifando de cansaço. Talvez você até perceba, mas não responda adequadamente a esses alertas. É muito comum que as pessoas não saibam dizer se estão sentindo fome – e, quando ela vem, já está tão fora de controle que parece ter adquirido vida própria. Se o corpo pede comida e você não come, ele cria mecanismos de adaptação, ajusta os níveis de açúcar e o metabolismo para obter o que precisa, ou seja, dá um jeitinho de contornar a situação. Com o tempo, porém, a saúde pode cobrar um preço por esse jeitinho. Esse mesmo piloto automático, aliás, é o mesmo que faz a gente abrir a geladeira desatento e, de repente, exclamar: "o que eu vim fazer aqui?".

O ponto é que existe uma sintonia importante que precisa acontecer entre a mente e o corpo, e esse assunto é parte fundamental do que vamos abordar ao longo deste livro.

Tudo o que nós fazemos tem alguma motivação, seja ela consciente ou não. Mas quando estamos desatentos não é possível perceber como criamos hábitos e quais são os gatilhos e recompensas que buscamos em um comportamento.

Algumas atitudes nos aproximam dessa desconexão. Repare, por exemplo, se você checa o celular logo que acorda ou se chega em casa do trabalho e vai direto para a geladeira. Não vamos sugerir que ninguém abandone o celular ou deixe de fazer um lanche depois de um dia cansativo de trabalho, mas vale se perguntar como o uso do telefone tem afetado a sua vida ou quais as sensações físicas que o acompanham quando volta do trabalho.

Não há aqui qualquer tom de crítica. A ideia é que possamos entender por que funcionamos de determinada maneira e, cada vez mais, assumir a responsabilidade pelas nossas escolhas. Talvez você mesmo esteja cansado de fazer as coisas dessa forma e só não saiba por onde começar a mudar.

No geral, estamos nos sentindo sobrecarregados, não apenas pelo excesso de atividades, mas por ideias preconcebidas. Ser saudável, por exemplo, é uma informação que vem carregada de conceitos estabelecidos. Por todos os lados surgem recomendações que supostamente nos ajudarão a fazer a coisa certa: começar uma nova dieta, dormir oito horas, consumir o alimento da moda ou adotar uma prática diferente de exercícios. Há um grande mercado tentando sempre nos convencer de que existe uma maneira melhor e mais correta de se alimentar, de se relacionar e de viver. Muita gente acaba associando um estilo de vida saudável a uma rotina difícil e sem graça ou, o caminho inverso, associando uma vida prazerosa a algo proibitivo.

Embora não seja o único fator, as pressões da vida moderna não raro têm um efeito negativo na saúde mental, elevando os níveis de estresse e ansiedade. No Brasil, de acordo com dados do Ministério da Saúde e de pesquisas epidemiológicas, a prevalência de ansiedade, depressão e estresse só tem aumentado nos últimos anos. Segundo a última atualização do site do Ministério da Saúde, realizada em setembro de 2022, a depressão é considerada um dos transtornos mentais mais comuns, sendo o Brasil o segundo país com maior prevalência nas Américas. Uma pesquisa realizada pela *International Stress Management Association* (ISMA-BR) revelou que 72% dos brasileiros sofrem de estresse e o ambiente profissional é uma das principais fontes desse problema.

Uma pesquisa realizada em 2020 pelo Instituto Brasileiro de Geografia e Estatística (IBGE) em parceria com o Ministério da Saúde mostrou que cerca de 30% dos brasileiros relataram sintomas de ansiedade e 20% de sintomas de depressão durante a pandemia de Covid-19, que também foi responsável por impactar significativamente os hábitos alimentares das pessoas – pelas restrições de acesso à comida, pela falta ou limitação, de um lado e pelo excesso de outro, tendo um impacto importante no comportamento alimentar da população.

Diante da sobrecarga emocional – estou cansado, estressado, ansioso ou deprimido –, comer pode se tornar um recurso para lidar com os desafios da vida, sendo aparentemente uma solução prática, fácil e, até certo ponto, barata. Você já recorreu a essa alternativa? Se respondeu que sim, provavelmente se deu conta de que ela não só não resolve a situação como abre as portas para outros problemas.

Nesse contexto, a alimentação se transformou em objeto de sofrimento para muita gente. Criaram-se inúmeras dicotomias e confusões. Hoje existe uma carga de culpa moral que envolve o comer, baseada em crenças que em algum momento se instalaram no inconsciente coletivo. São frases do tipo "pastel é ruim e faz mal" ou "batata frita engorda". Bom, pastel e batata frita têm gordura, como qualquer fritura. Mas a questão está muito mais na quantidade e na frequência com que você os consome.

O que vemos é que há muito julgamento, muita opinião, muita pseudociência e muito conselho de fora, mas pouco espaço para as escolhas individuais e o respeito às diferenças. O mundo fica polarizado entre o saudável e o não saudável, entre hábitos bons e ruins. Há pessoas que se permitem comer dez fatias de bolo *low-carb* ou com *whey protein* porque ele aparentemente é melhor que outros tipos de bolo. Além do exagero, essas pessoas talvez nem estejam comendo aquilo de que gostam, e mais: por medo, estão deixando de saborear alimentos como um simples bolo caseiro que passaram a ser proibidos. Nesse caso, quando falamos em reconexão, nos referimos a reconhecer a vontade de comer bolo, se permitir comer o bolo que deseja, servir-se de uma fatia e desfrutar dela com prazer.

O que propomos neste livro é justamente o resgate do prazer e da satisfação, com mais equilíbrio, conexão e menos culpa.

Mindfulness, ou atenção plena, é uma abordagem que nos ensina a conectar corpo, mente e emoções no momento presente. Por mais que seja uma capacidade inata do ser humano, ela nem sempre é colocada em prática no dia a dia. Por meio de uma atitude aberta e não julgadora, conseguimos reconhecer reações automáticas habituais, responder com mais eficácia a situações complexas e difíceis, enxergar as situações com mais clareza, focar o presente e sair do piloto automático. Talvez você já haja assim em várias situações da sua vida, prestando atenção deliberadamente, estando 100% presente no que está acontecendo dentro e fora de você. Talvez não; talvez sua mente esteja pulando do passado para o futuro quando, na verdade, a única coisa que você tem é o presente.

O monge zen-budista Thich Nhat Hanh dizia que, para cultivar a atenção plena, podemos recorrer ao simples e fazer o mesmo de sempre (caminhar, trabalhar, sentar, dirigir, comer...) com percepção atenta do que estamos fazendo. Ao comer, sabemos que estamos comendo. Ao abrir uma porta, sabemos que estamos abrindo uma porta. Nossa mente está conectada a cada uma de nossas ações. Quando comemos uma fruta, tudo de que precisamos é atenção plena para nos darmos conta disso – "Estou com uma maçã na boca" –, assim como precisamos da mesma atenção plena quando comemos um doce.

Nossa mente não precisa estar em nenhum outro lugar. Se você está pensando no trabalho enquanto mastiga, não está comendo com atenção plena. Ao prestar atenção à maçã, estará consciente. Mais: ao se conectar com o cheiro e o sabor da fruta, você se conecta também com algo maior e mais profundo. Como diz o monge Hahn: "verá as sementes da maçã, o pomar, o céu, o fazendeiro, o responsável pela colheita e assim por diante".

COMO ESTAMOS COMENDO

Muitos pesquisadores e profissionais de saúde acreditam que a prevalência de doenças crônicas, como obesidade, hipertensão e

Por que estamos desconectados? Como podemos nos reconectar?

diabetes, nas sociedades modernas pode ser resultado de uma incompatibilidade entre os padrões alimentares recentes e o tipo de dieta ao qual nossa espécie se adaptou ao longo da evolução.

Historicamente, o que estamos vivendo agora com a alimentação é muito novo. Com humor e ironia, o jornalista americano Michael Pollan, autor de *Em defesa da comida*, escreve que a pura novidade e o puro glamour da dieta ocidental, com suas centenas de produtos alimentícios lançados todos os anos e o imediatismo da refeição do tipo *delivery*, esmagaram a força da tradição e nos deixaram na seguinte situação: contando com a ciência, a mídia e o marketing para nos ajudar a decidir o que devemos comer. Ou seja, baseamos nossas escolhas essencialmente em fatores externos, e não nas nossas percepções e necessidades individuais.

Por dieta ocidental Pollan entende muita comida e carne processada, muita adição de gordura e açúcar, muito de tudo, salvo frutas, hortaliças e cereais integrais. É uma desproporção entre o que a natureza e o solo proporcionam e o processamento de alimentos – como não esperar que isso estivesse associado à obesidade e a tantos outros problemas? Em excesso, esse padrão de alimentação, somado à falta de equilíbrio nas escolhas, afeta não só a nossa saúde como a nossa atenção. Ele nos desconecta de nós mesmos e da comida, porque tudo se torna muito prático, fácil, rápido e pronto. Eliminam-se etapas de preparo dos alimentos em casa. As embalagens, simples de abrir e fechar, dispensam rituais. Os ingredientes dos produtos seduzem o paladar e estimulam o consumo.

Se por um lado o mundo de hoje se aproveita da nossa preferência evolutiva por alimentos calóricos e com alto teor de gordura, açúcar e sal, por outro, existe uma pressão enorme por seguir dietas específicas e restritas, perder peso e exibir um corpo idealizado, mais magro e definido. Esta manhã mesmo, enquanto escrevemos, estão circulando nas redes sociais informações sobre uma nova medicação ou dieta milagrosa para emagrecer. Não bastasse a moralização da comida, as redes sociais estão repletas de indivíduos com *#força*, *#foco*, *#fé* e *#projetoverão* que relatam ter conseguido perder peso e modelar seus corpos. Mas o que eles ganharam de verdade? Será possível sustentar esse emagrecimento ocorrido de forma "rápida" e "milagrosa"?

Hoje, mais brasileiros postam bolo de banana feito com farinhas supostamente mais saudáveis ou mesmo sem farinha nenhuma e "superproteicos" como um supertrunfo e menos se aventuram a publicar fotos de um bolo caseiro feito com a receita da avó ou mesmo de um prato de arroz e feijão – talvez esse ícone do nosso cardápio tenha deixado de ser considerado, entre nós, um exemplo de refeição saudável. Só que esse comportamento tem gerado muita insatisfação. Ele alimenta uma sensação de sofrimento constante, porque se baseia em novas normas propostas e incentivadas nas redes sociais, de forma quase sempre opinativa e não científica, que serão inevitavelmente quebradas, gerando frustração porque as pessoas não conseguem viver a vida de acordo com os *posts* do Instagram ou do TikTok.

Nesse sentido, embora o nosso foco aqui seja o presente, tenha em mente que o passado pode trazer informações valiosas para repensar e mudar comportamentos.

UM REENCONTRO COM A HISTÓRIA

Todos nós temos histórias relacionadas à comida. Alimentar o corpo físico é parte importante do comer, mas, mais do que isso, a comida envolve aspectos culturais, memória e afeto. Eu, Cynthia, sou bisneta de italiano, e as refeições em família pautaram minha infância em Manaus, no Amazonas. Eu me lembro da mesa farta e do falatório intenso. As refeições nem sempre eram tranquilas, mas a apreciação da comida sempre foi central. Não faltavam exigências, típicas de uma família que ama comer: o peixe não podia ter "pitiú" (cheiro de peixe), a temperatura da caldeirada de tambaqui devia estar no ponto e a farofa sempre crocante. Quando eu voltava do colégio, esperávamos meu pai sentar-se à mesa para comermos juntos. Tinha um dia especial, quando ele preparava o tutano de boi, bem quente, com a farinha do Uarini torrada. Minha mãe orquestrava tudo, com a ajuda da Dona Ray, nossa cozinheira, deixando claro que aqueles eram momentos de união e cuidado.

As celebrações em casa eram cheias de rituais com a comida. Não se assuste se eu contar que muitos dos meus aniversários eram comemorados com uma farta mesa de tartarugada — pouparei detalhes do preparo, mas o importante é que se trata de um costume local e sinônimo de bem-querer. Tinha ainda o momento de cortar com tesoura a polpa do cupuaçu junto com a minha avó. Depois, os caroços mergulhavam em uma jarra de água com açúcar para virar refresco. Sim, com açúcar; não dá para substituir por adoçante, não! Das lembranças do rio Negro, guardo um carinho especial pelas paradas para tomar picolé de taperebá, quando aproveitávamos para catar ingás pelo caminho. Era pura diversão.

Você certamente tem lembranças desse tipo associadas ao comer. Dá para contar histórias de vidas inteiras só resgatando os cheiros e os sabores que povoaram tigelas, caçarolas e cumbucas. Muito daquilo que somos — a trajetória pessoal, a qualidade das relações, a maneira de estar no mundo — se expressa, também, na maneira como comemos.

É por isso que não dá para falar de hábitos alimentares isoladamente. Neste livro, queremos explorar o universo da alimentação, mas sem esquecer que ele é um reflexo de tantos outros aspectos da vida. Faça uma pausa na leitura para se permitir fazer o seguinte exercício: experimente puxar um fio da sua memória que leve até a infância. Como e o que se comia? Quem cozinhava, como eram feitas as compras, de quais cores e aromas você se lembra?

Uma dica é começar pelas avós, que costumavam ser figuras marcantes na cozinha da família. Hoje, temos acesso a informações que elas nem imaginavam, mas talvez nos falte uma pitada da sabedoria que elas tinham nas coisas mais simples do viver, aquele bom senso que nasce da intuição. Sem falar que no tempo delas não havia dezenas dos produtos que hoje ocupam as prateleiras do mercado. É por isso que Pollan, que propõe o resgate das culturas alimentares tradicionais, orienta: não coma nada que sua avó (bisavó ou tataravó, dependendo da sua idade) não reconheceria como comida. Essa sugestão nos ajuda a resgatar a prática de cozinhar e trazer mais alimentos do solo para nossa mesa.

Infelizmente, hoje passamos menos tempo fazendo nossas refeições do que em frente às telas. Na nutrição, estamos vivendo o desafio de encontrar alternativas para ajudar as pessoas a comerem melhor, a terem mais saúde e estarem mais conscientes e plenas em suas escolhas.

O *mindful eating*, comer com atenção plena, surgiu a partir do mindfulness e é uma abordagem que pode ajudar a mudar o comportamento alimentar – não é a única, claro, mas é a que vamos enfatizar e trabalhar nestas páginas. Ela nos ensina a ficarmos atentos e conscientes a cada sensação da experiência com a comida, pois só por meio desse olhar interno conseguimos ser hábeis para acessar nossa fome e saciedade.

Aí vai a primeira lição do mindful eating: não existe jeito certo ou errado de comer; há sempre um caminho do meio, uma rotina em que caibam, nas devidas proporções, pastel de feira e manga com chia.

O mindful eating passa pelo modo particular de comer, de fazer a comida e de pensar sobre ela. Quando pensamos em novas abordagens, estamos falando de oferecer outras possibilidades para que as pessoas consigam melhorar sua relação com a comida e com o corpo. O saldo dessa história será provavelmente mais qualidade de vida, menos culpa e mais prazer em comer.

É isso o que mobiliza nós duas, Cynthia e Manoela, nutricionistas e entusiastas do mindful eating: que as pessoas possam fazer as pazes com a comida. Quando a sua relação com a comida é boa, você não pensa o tempo todo em comer, isso não ocupa todas as suas conversas, não vira obsessão. É parte natural (e gostosa) da rotina.

Veja: a ideia não é jogar fora tudo o que você já construiu em matéria de alimentação e criar um novo método ou sistema. Trata-se, antes disso, de olhar para o seu próprio sistema e ver o que está funcionando, o que é saudável e harmonioso e o que não está bom e por que não está bom para você. É com esse diagnóstico que você poderá promover – sem autocrítica e julgamento – as mudanças necessárias e desejadas.

Mas por que será que é tão difícil para as pessoas mudarem seu comportamento? Por que apenas ter acesso e orientação sobre informação nutricional, calorias e prescrições dietéticas não é suficiente para realizar as mudanças que queremos? Ora, não há como mudar sem vivenciar ou encontrar um sentido na mudança. Em outras palavras, saber não é suficiente para fazer.

É aqui que entra a atenção plena, possibilitando uma sintonia e uma sutileza que nos tornam cada vez mais conectados com o ritmo e as informações do nosso corpo. As escolhas e a qualidade nutricional dos alimentos são essenciais e contribuem para nossa saúde, mas como comemos e o que sentimos quando comemos é tão importante quanto.

Ao longo do livro, traremos questionamentos e propostas práticas para que você possa tanto identificar suas motivações como experimentar novos jeitos de pensar e de fazer. Acreditamos que a chave para mudanças permanentes está em entender a mudança de comportamento como um processo, não como um evento isolado. Processos requerem aceitação, conexão e tempo.

O QUE VOCÊ VAI ENCONTRAR (E O QUE NÃO VAI ENCONTRAR) NESTE LIVRO

Mindful eating não é uma nova dieta, mas uma maneira de se relacionar com seu corpo e com a comida. Não somos robôs ou computadores, portanto não deveríamos instalar uma nova forma de comer como se instala um software ou aplicativo. Sendo pessoas, devemos escolher o que vamos botar no prato. Para isso, é preciso aprender a prestar atenção ao que comemos, ao que sentimos e ao que observamos acontecer com a comida no nosso corpo.

Como descreve Jan Chozen Bays, o comer com atenção plena não é direcionado por tabelas ou guias alimentares, mas pela própria experiência interna do indivíduo, que é única e intransferível. Quem come com atenção plena está atento ao sabor, à textura e ao processo do comer. Vive uma experiência que envolve todos os sentidos e todas as partes do ser – corpo, mente e coração. O objetivo é que você se sinta seguro para balancear informação nutricional e autoanálise, confiando que você é o melhor especialista de si mesmo.

É bom esclarecer também que não estamos incentivando uma alimentação autoindulgente, em que tudo é permitido. Queremos ajudar você a estabelecer a sua própria conexão e a encontrar um estado de equilíbrio que vai permitir comer sem culpa, mas também sem exagero. Nos últimos anos, alguns profissionais da nutrição começaram a incluir em sua abordagem prescritiva uma postura acolhedora e facilitadora, que fornece suporte sem ser detentora da verdade absoluta. Nosso papel, como nutricionistas, é acompanhar, ensinar e sugerir, mas nada nem ninguém de fora podem ser soberanos em determinar como você deveria comer.

Este é um livro que propõe mudanças possíveis para pessoas reais. A vida pessoal das autoras-mães-profissionais que escrevem estas linhas é tão atribulada e cheia de desafios quanto a de qualquer outro indivíduo. Para produzir este livro, bloqueamos a agenda e abrimos mão de compromissos importantes para nós, a dinâmica nas nossas casas teve de ser reorganizada, os esquemas com os nossos filhos foram adaptados – com direito a pausa para a lição de casa entre a discussão de um capítulo e outro – e as nossas refeições nem sempre foram atentas e presentes como poderiam ou como gostaríamos que fossem. Estávamos conscientes disso e fizemos o nosso melhor dentro das possibilidades que tínhamos.

Os aprendizados que estamos compartilhando aqui foram experimentados na prática, e percebemos que eles nos transformam diariamente em comedoras mais intuitivas e atentas, em profissionais mais sensíveis e em pessoas melhores. E, claro, continuamos aprendendo com nossas metas e desafios.

Como você vai notar, propomos muito mais perguntas do que oferecemos respostas. Primeiro porque cada indivíduo é único e não haveria resposta que servisse a todo mundo. Segundo porque acreditamos que as respostas surgem a seu tempo, partindo de um olhar atento, paciente e compassivo para si mesmo. E é importante que você saiba que, por mais que possam lhe servir hoje, provavelmente essas respostas vão mudar, assim como você vai mudar. É por isso que, mais do que respostas, devemos buscar as perguntas certas para despertar em nós processos que levem a transformações verdadeiras.

O convite inicial que fazemos é para uma reflexão sobre como está a sua vida e quais os pontos que você gostaria de mudar. Você não estará sozinho: vamos percorrer juntos esse caminho de descobertas.

De tempos em tempos você pode voltar às suas respostas e avaliar se elas permanecem iguais ou se alguns comportamentos já não são mais como eram! Sem pressa!

AGORA É COM VOCÊ

Queremos convidar você para que adote um material de apoio a este livro. Ele será útil para você escrever, guardar e recordar suas motivações, desejos, pensamentos e desafios ao longo da leitura. Anote a lista de ingredientes:

- Caderno com ou sem pauta (sim, adoramos a liberdade: escreva, desenhe, crie esquemas...).
- Canetas coloridas.
- Post-its.

Tudo bem se você preferir o mundo digital, simplesmente crie uma pasta especial no seu computador ou no bloco de notas dedicada ao projeto Comer com Atenção Plena! Com esse kit em mãos, podemos fazer o primeiro exercício de autodescoberta. Vamos lá?

A proposta é que você escreva o que vier à sua cabeça, sem filtros ou julgamentos.

Quais são seus propósitos ou suas intenções?
"Quero me sentir melhor com o meu corpo."
"Quero fazer minhas refeições offline, longe do computador e celular."
"Quero comer mais frutas."
...

Antes de prosseguir, tenha clareza sobre as suas intenções. Faça uma lista com os cinco propósitos mais importantes para você neste momento da sua vida. Mas é essencial se perguntar:

O que me levou a cada um deles? Quais os hábitos que eu gostaria de transformar?

Talvez você tenha se dado conta de tarefas que executa no piloto automático e que o afastam das motivações listadas acima. Sem assumir uma postura crítica, faça uma lista com cinco a sete hábitos que acredita que precisa mudar. Questione-se: você quer mesmo realizar essas mudanças ou vai fazer isso só pelos outros ou porque acha que deveria?

Afine a atenção

Se você está procrastinando para fazer exercícios ou sente que exagera no chocolate, procure se perguntar e escrever o que gera esse comportamento e em que momento isso acontece, como você se sente quando decide não ir treinar ou resolve comer o doce. Esse é o primeiro passo para se preparar para a mudança – ao reconhecer e aceitar o que está acontecendo ou fazendo, podemos nos planejar para mudar o "como".

Reflita: quais são os seus porquês?

Muito do que comemos e do como comemos vem acompanhado de alguns porquês. Essas atitudes podem ser explicadas pelos acontecimentos em nossa história de vida, pelas pessoas com quem convivemos e nos influenciam, pelo local em que nascemos. Reflita e escreva: quais são os seus porquês? Boa parte do que você vai encontrar nestas páginas servirá de guia para aguçar a sua consciência sobre esses porquês. Contudo, não podemos ter a intenção de responder a todas as perguntas ou resolver quaisquer problemas que possam existir em sua vida, e é por isso que defendemos e recomendamos um acompanhamento multidisciplinar, com nutricionista, psicólogo, médico e educador físico, sempre que houver uma situação mais grave ou complicada.

2
A desarmonia com a comida

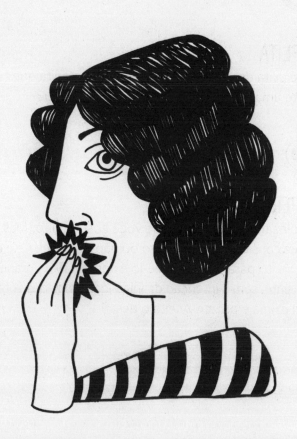

PERCEBA
Quais são os sentimentos e os pensamentos que você percebe quando come algo que julga não ser saudável?

REFLITA
Você evita determinados alimentos e acredita que existe uma maneira única e correta de comer?

EXPERIMENTE
Escolha um alimento de que você gosta muito, mas que talvez considere engordativo ou não saudável. Crie um momento para tentar comê-lo e apreciá-lo de maneira diferente, sem a intenção de julgá-lo, mas de desfrutá-lo com calma e prazer. Aceita o desafio?

NÓS NASCEMOS HONRANDO A NOSSA fome. Um bebê saudável, sem nenhuma doença que interfira em seus sinais internos, chega ao mundo com a capacidade de mostrar quando está com fome e quando está saciado. Chora, mama, solta o peito quando não quer mais, sorri satisfeito e dorme. O que fazemos com essa criança conforme ela cresce? Infelizmente, sem perceber, e acreditando fazer o melhor, nós a ensinamos desde cedo a não levar tanto em conta esses sinais. É assim quando os pais insistem para o pequeno comer mais, "duas colheradas, vai, só mais um pouquinho". Ou, ao contrário, diante de uma criança com mais apetite, quando vem aquele ímpeto dos cuidadores de dar uma podada ou controlada. Pronto, a desconexão começa a se estabelecer por aí.

O fato é que boa parte do viver é se alimentar. Precisamos de nutrientes do momento em que fomos concebidos até o fim dos nossos dias. Mas a comida é o combustível para a vida em aspectos que extrapolam as necessidades do corpo físico, passando pela relação com família e amigos, hábitos culturais, emoções e espiritualidade. Portanto, nos parece fundamental cultivar com ela uma relação positiva. Quando vemos os nossos filhos comendo uma fatia de melancia ou um pedaço de chocolate com igual interesse, sem classificar esses alimentos como bons ou ruins, isso nos faz pensar: "como ajudá-los a preservar essa atitude neutra, natural e livre em relação ao que comem?".

Falaremos sobre as crianças em outro momento deste livro, mas por ora vamos investigar e refletir sobre o quanto nós, adultos, estamos afastados desse conhecimento intuitivo com o qual nascemos, e os desajustes que temos enfrentado por causa disso. Passamos a palavra para a conhecida nutricionista americana Ellyn Satter, que criou o conceito de competências alimentares e escreveu o texto a seguir sobre o que é "comer normalmente":

> *Alimentar-se normalmente é ser capaz de comer quando você está com fome e comer até ficar satisfeito. É ser capaz de escolher os alimentos que você gosta e comê-los até aproveitá--los suficientemente — e não parar apenas porque você acha que deveria. É saber cuidar da seleção de alimentos para consumir os alimentos nutritivos, mas sem ser tão restritivo a ponto de não comer alimentos prazerosos e indulgentes. É dar permissão a você mesmo para às vezes comer porque está feliz, triste ou chateado, ou apenas porque é gostoso. Alimentar-se normalmente consiste em três refeições por dia, ou quatro ou cinco, ou ocasionalmente escolher beliscar em um determinado dia. É também deixar alguns biscoitos no prato porque você sabe que pode comer mais amanhã ou então comer mais agora porque eles têm um sabor maravilhoso quando estão frescos. Alimentar-se normalmente é comer em excesso às vezes e depois se sentir estufado e desconfortável. Também é comer menos de vez*

em quando, desejando ter comido mais. Alimentar-se normalmente é confiar que seu corpo vai se ajustar às variações da sua alimentação. Alimentar-se normalmente requer um pouco do seu tempo e atenção, mas também ocupa o lugar de apenas uma área importante, entre tantas, de sua vida. Resumindo, "comer normalmente" é flexível e varia em resposta às nossas emoções, agendas, fome e proximidade com o alimento.

O que queremos que reflitam sobre esse texto é que nossa rotina varia — comemos melhor e mais equilibrado em um dia e pior ou de maneira insuficiente em outro —, e nem por isso você precisa finalizar as 24 horas de um dia dando uma nota para a sua alimentação como se fosse uma prova. Ellyn Satter observou que as pessoas que conseguem manter uma relação mais saudável com a comida têm em comum uma postura positiva, flexível e confortável, além da capacidade de selecionar o que e quanto comer com base nos sinais internos de fome, apetite e saciedade. E o melhor: esse caminho do meio, da aceitação da não perfeição alimentar, é o caminho do equilíbrio.

Já mencionamos um dos ensinamentos básicos do comer com atenção plena: não existe alimento certo e errado. O mesmo vale para ingredientes e modos de comer. É fácil entender que há um problema quando se avaliam alguns alimentos como bons e outros como ruins. Isso leva, por exemplo, ao que chamamos de efeito "já que". Funciona assim: suponhamos que você acredite que chocolate faz mal para a saúde e engorda. Num fim de tarde, com fome e morrendo de vontade de comer chocolate, você se vê diante de uma caixa de bombons, presente de um colega de trabalho. Você decide comer um bombom e, por mais gostosa que tenha sido a experiência, se sente mal porque comeu algo que não deveria.

Chateado, já que fez uma coisa que era, sob a sua ótica, proibida, acaba comendo a caixa inteira. Basicamente, o "já que" é uma pseudopermissão interna disfuncional para enfiar o pé na jaca, motivada por um sentimento de culpa. O problema é que, nessa situação, de fato o chocolate acaba sendo um excesso e pode até fazer mal.

As dietas restritivas, cuja principal meta é controlar o peso ou atingir um objetivo estético, predispõem a esse tipo de mecanismo "já que" e, inclusive, podem ser um gatilho para desencadear transtornos alimentares, como compulsão, bulimia e anorexia nervosa. Se a sua dieta diz que você não pode consumir pão e, em um café da manhã no domingo com a família, você come um pão francês, isso aumenta tanto a possibilidade de exagerar – incluindo também o bolo, o croissant e outros pães – como a de comer sem atenção. Afinal, você está fazendo algo errado, não está seguindo a prescrição. E o pior é que essa culpa ao comer gera uma desconexão com a percepção da saciedade.

Precisamos falar sobre as dietas, porque a cultura em que vivemos tem verdadeira obsessão por elas. Nossos corpos estão sendo moldados por forças que vão além do nosso controle. Em nome de um ideal de beleza ou mesmo de saúde, muitas pessoas se submetem a malabarismos alimentares que as aprisionam no ciclo dieta-excesso-culpa-nova dieta. Em vez de valorizarmos a singularidade e a diversidade dos nossos corpos, nos esforçamos para nos parecermos com um grupo, em geral celebridades, que, na verdade, também sofre por viver desconectado de si mesmo. No fim das contas, isso só gera frustração.

Na abordagem da Nutrição Comportamental, que idealizamos junto a outras nutricionistas, um dos aspectos que discutimos é o de que a alimentação deve ser vista sob um olhar biopsicossociocultural, e outro é o de que a mentalidade de dieta não muda o comportamento e ainda torna as pessoas mais infelizes, inseguras e frustradas. Isso porque as dietas tendem a não se sustentar e podem impactar de forma negativa o comportamento alimentar.

A partir daqui, eis um conselho: deixe de lado a ideia de "estar de dieta". A ciência já sabe disso, porque são várias as implicações dessa prática: alterações no metabolismo energético e na composição corporal, causando um aumento no armazenamento de gordura corporal e uma alteração negativa na eficiência calórica, além de distúrbios hormonais e psíquicos.

Depois de uma dieta restrita em calorias o corpo se acostuma a usar menos energia para trabalhar, ou seja, diminui o metabolismo basal. Além disso, especialmente depois de ciclos de dietas restritivas, há um aumento da eficiência do armazenamento de energia – o corpo tem uma capacidade menor de consumir a energia e prefere armazená-la na forma de gordura para possíveis restrições futuras – causando, assim, o famoso efeito sanfona.

As pessoas que adotam dietas e alcançam sua meta geralmente entram em processo de voltar a engordar pouco tempo depois. E qual a lógica por trás disso? Ora, fazer dieta é seguir uma regra externa, como uma lei de trânsito ou um código de conduta. Não há uma conexão com a sua satisfação e os seus sinais internos. Uma pesquisa clássica conduzida no fim da Segunda Guerra Mundial, na década de 1940 – e que não seria autorizada nos dias de hoje –, conhecida como Estudo de Minnesota, manteve um grupo de homens em restrição alimentar por seis meses, até que eles perdessem 25% do seu peso corporal. No final da experiência, os voluntários tiveram uma redução significativa no gasto energético de repouso, o que significa que o corpo entendeu que devia armazenar energia, além da retomada de todo o peso perdido, mas dessa vez em forma de gordura.

Dito de outra maneira, a dieta pode ter como consequência o efeito contrário ao desejado: engordar em vez de emagrecer. E assim vão embora também a massa magra e o tão desejado músculo firme e definido. O estudo registrou ainda que aqueles homens se mostraram mais irritados, briguentos e obsessivos em relação à comida.

Em um contexto de pressões externas, estresse – que, aliás, também pode engordar – e padrões mentais negativos muito bem estabelecidos, fica difícil apreciar de verdade o que comemos. Veja se algum destes pensamentos passa pela sua cabeça:

- "Eu não deveria estar comendo isso."
- "Sou péssimo, já estou na segunda porção."
- "Por mais que eu ame esse alimento, não deveria comer; é muito calórico."
- "Comi um doce, estraguei tudo."
- "Bom, agora que comecei, talvez eu deva comer o resto."
- "Ah! Eu como e depois queimo."
- "Eu treino para poder comer."
- ...

Todos os exemplos acima se baseiam em crenças e regras autoimpostas. E podem ser um caminho direto para sentimento de culpa, vergonha, desmerecimento, desamparo ou vontade de desistir de tudo e de se empanturrar mais e mais.

Eu, Cynthia, em algumas situações não comia 100% do que genuinamente queria por puro constrangimento. Eu me lembro do sentimento. Como nutricionista, na época proprietária de uma rede de restaurantes de comida saudável, sentia que, se colocasse uma preparação mais gourmet ou calórica no cardápio, seria questionada. Se fosse no meu prato, então, viraria alvo de julgamentos. Mas, como já contei, a realidade é que não cresci comendo salada. Lá em Manaus, naquela época, os vegetais só iam à mesa nos cozidos (jerimum, maxixe, e banana pacova). E como pode uma filha da culinária amazonense viver sem farinha? Quer dizer: nós, as autoras, também já experimentamos a sensação de autorrestrição e sabemos bem que ela não ajuda a construir uma relação harmoniosa com a comida.

A vida está cheia de situações que fogem ao nosso controle, mas o equilíbrio está justamente na maneira como reagimos a elas. Recentemente, eu, Manoela, recebi no consultório uma jornalista que virou minha paciente para escrever uma reportagem. Tivemos quatro encontros. Na terceira sessão, ela chegou se queixando de uma enxaqueca que não passava de jeito nenhum, mesmo com analgésicos. Perguntei o que ela gostaria de comer para aliviar o mal-estar. A princípio ela respondeu que nada. Então insisti, perguntei se estava evitando algo por medo de sentir culpa. "Eu daria tudo por um refrigerante com gelo e limão", ela disse. Essa era uma estratégia que sua mãe usava na infância para aplacar a ansiedade da filha. Sugeri que ela saísse da consulta e fosse direto a uma padaria tomar a bebida. Em seu relato, que depois foi publicado na revista, ela conta que sentiu uma sensação de alívio, conforto e aconchego ao fazer isso.

Claro que o refrigerante não é remédio, e também não é um alimento saudável do ponto de vista nutricional, mas naquele momento ela queria colo, uma memória afetiva, e o refrigerante cumpriu seu papel. O importante, e o que queremos enfatizar, é a compreensão de que nenhuma comida ou bebida é sua inimiga – um refrigerante com limão na padaria pode ser a decisão mais atenta e conectada em determinados contextos.

Está certo que não é todo mundo que sente culpa ou vergonha. A desarmonia está tanto na falta como no excesso, e muitas vezes o problema é exatamente o oposto: doces, refrigerantes, frituras, salgados e alimentos industrializados ou hiperpalatáveis, que têm uma combinação de sabores, texturas e aromas que os torna extremamente atraentes ao paladar, muitas vezes levam as pessoas a comer em excesso sem a menor percepção de como isso afeta a própria vida. De repente, quando se dá conta, o indivíduo engordou muito ou desenvolveu uma doença crônica como o diabetes por exemplo. Isso acontece e é preciso cuidar. E saiba que nunca é tarde para mudar o comportamento alimentar.

Existe também a postura muito comum de responsabilizar o mundo pelo que se come. A pessoa diz: "Eu estava indo superbem, me alimentando direitinho, mas hoje de manhã fui à costureira, era aniversário dela e acredita que ela me ofereceu um bolo? Tive que comer!". Escrito assim fica até engraçado, mas fazemos isso com mais frequência do que podemos imaginar. Na rua, no trabalho, nos eventos, onde quer que as pessoas se reúnam, provavelmente haverá comida. É assim, também, que nós celebramos a vida. Mas você é o responsável por aquilo que come, não os outros. Então, não precisa se liberar para comer o que lhe oferecem sempre que se comemora alguma coisa.

Quanto mais conectado com seus sinais internos e mais atento você estiver ao seu tipo de fome (falaremos mais sobre isso em breve), melhor você responderá aos convites que envolvam comemoração com a comida. Poderá aceitar numa boa, se a ideia for irresistível e algo de que você goste muito, ou saberá dizer "não" se naquele dia não estiver a fim. Ou então poderá aceitar e comer uma pequena porção.

ALIMENTO OU FÓRMULA DE NUTRIENTES?

É no mínimo curioso que hoje se festeje tanto a comida – nos programas de televisão, dentro das casas e entre amigos –, mas, na prática, a nossa relação com ela seja tão conflituosa. Mais uma vez, existe uma distância entre o comer que vemos nas mídias, com os muitos *chefs* e cozinheiros se tornando figuras populares, e a vida no seu dia a dia. Esse interesse todo não necessariamente se converte em mais refeições preparadas em casa e desfrutadas com calma e atenção. Ao menos não em grande escala. O mundo está mais pesado e insatisfeito, por isso não está conseguindo mudar o seu comportamento alimentar.

Parece também que a comida deixou de desempenhar o seu papel essencial de nutrir nossos múltiplos aspectos para promover principalmente a saúde física. Em parte, isso se deve ao que se batizou de "nutricionismo", um termo que sustenta um enfoque excessivo em nutrientes específicos. Então, em determinado momento as atenções se voltam para as proteínas, depois para as gorduras e mais tarde para os carboidratos. Dessa forma os alimentos e os nutrientes são classificados simplesmente como bons e maus.

Essa maneira de olhar para os alimentos acaba sendo mais uma forma de dualismo, que não vale tanto para quem come como para a indústria alimentícia e a comunidade médica. É por isso que, em vez de nos preocuparmos tanto com os nutrientes, deveríamos priorizar as metas de mudança de comportamento, por exemplo, reduzindo a quantidade de alimentos que tenham sido processados e dando preferência aos alimentos *in natura*.

Ellyn Satter fez uma contribuição interessante quanto a esse assunto desenvolvendo um modelo da necessidade de comida do ser humano, uma pirâmide que ordena hierarquicamente os seis pontos que mais pesam nas nossas escolhas alimentares.

Em primeiro lugar vem a comida classificada como suficiente, ou seja, em quantidade adequada. Depois a aceitável, que é algo mais subjetivo, mas pode estar relacionado à qualidade nutricional e a normas sociais que determinam o tipo de alimento que optamos por comer regularmente. Em terceiro lugar está o acesso seguro à comida, seguido pelo sabor, pela novidade e, só por último, pela funcionalidade.

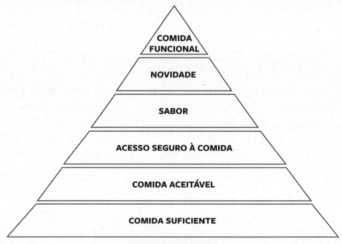

Fonte: Modelo adaptado de Ellyn Satter.

Isso quer dizer que só depois de garantir que a comida é suficiente, aceitável e segura uma pessoa leva em conta o sabor do que coloca no prato. E somente quando todas as outras necessidades foram atendidas essa pessoa considera fazer a escolha com base nos nutrientes que ela contém e considerando o efeito que promove no corpo.

A pirâmide de Satter é baseada na chamada teoria da motivação de Maslow, elaborada pelo psicólogo americano Abraham

Harold Maslow. Em seus estudos, ele descreve a maneira como cada necessidade do ser humano influencia sua motivação, ao mesmo tempo que cria outras necessidades. Isso enfatiza a importância de identificar, como fizemos no Capítulo 1, quais são as motivações e desejos que nos guiam. Sem esquecer que nossas motivações e atitudes alimentares guardam raízes na nossa história pessoal familiar, nas tradições e no ambiente em que crescemos. E a motivação é só nossa... ninguém tem o poder de nos motivar.

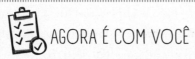# AGORA É COM VOCÊ

Transforme atitudes alimentares negativas...

- Comer não é tão importante.
- Dedicar-se pura e simplesmente a comer é perda de tempo.
- Comer fazendo outra coisa é aproveitar o tempo.
- Pular refeições é bom, pois economiza calorias.
- Não comer é um sinal de força e superioridade.
- Ser indiferente à comida é exercer o autocontrole.
- Ser exageradamente seletivo para comer é se cuidar.

... em positivas

- Comer é uma prioridade, algo essencial para a vida.
- O momento da refeição é precioso, um tempo em que satisfazemos necessidades básicas como fome e desejo de prazer.
- Fazer todas as refeições é essencial – quando pulamos algumas, sentimos mais fome, fraqueza, dores de cabeça...
- Resistir à comida não traz benefícios à saúde, mas claro que é possível não estar com fome naquele momento ou não querer comer.
- A comida é muito importante para saciar a fome e o apetite, e também para compartilhar momentos únicos e especiais com pessoas queridas.
- Gostar mais de algumas comidas e menos de outras é normal. Em algumas situações, é necessário flexibilizar por falta de opção.[1]

Pequeno experimento para começar a comer com atenção

1 Registre o que comer pelo período de uma semana. Você pode escrever o que e quanto comeu ou fotografar suas refeições.

2 Note como diferentes comidas afetam você e como se sente antes, durante e depois de comer.

3 Repare: o que acontece quando você pula refeições? E quando ignora os seus sinais de fome? E se continua comendo depois que já está satisfeito?

4 Comece a usar as suas observações para guiar as suas decisões alimentares com mais atenção e menos julgamento.[2]

3
Os caminhos da reconexão

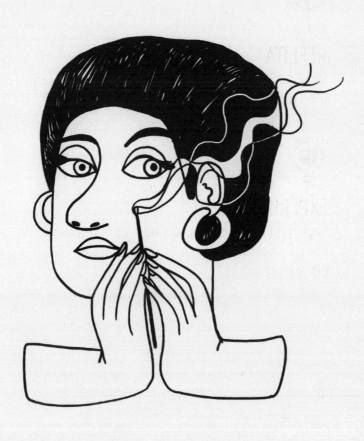

PERCEBA
Observe o que acontece quando você faz alguma coisa no presente, mas com a mente em outro lugar.

REFLITA
Você tem conseguido dar a atenção que gostaria a cada uma das atividades que realiza?

EXPERIMENTE
Faça uma tarefa do seu dia hoje com o máximo de atenção possível, do início ao fim – lavar um copo, por exemplo.

O MINDFULNESS, CADA VEZ MAIS difundido nos dias de hoje, é a capacidade intencional de trazer atenção ao momento presente, sem julgamentos ou críticas, com uma atitude de abertura e curiosidade. A definição é de Jon Kabat-Zinn, professor emérito de Medicina da Universidade de Massachussets, nos Estados Unidos, e criador do programa Redução do Estresse Baseado na Atenção Plena (*Mindfulness-Based Stress Reduction* – MBSR). Na verdade, o termo pode se referir a um estado mental, a um conjunto de técnicas ou a programas de treinamento baseados nessas técnicas.

No fim dos anos 1970, quando cientistas do Ocidente começavam a se interessar pelos efeitos da meditação na saúde, Kabat-Zinn passou a aplicar práticas de meditação para o controle do estresse, a redução de dores crônicas e o cuidado de outras condições de saúde. Foi assim que surgiu o MBSR, do qual derivam vários outros programas de mindfulness, termo que foi traduzido para o português como atenção plena.

As técnicas de atenção plena integram uma sabedoria milenar mencionada na maioria das filosofias antigas e tradições espirituais, portanto não se pode dizer que seja algo recente nem exclusivo do budismo. Já o termo mindfulness e sua ocidentalização, sim, são mais recentes. O que Kabat-Zinn fez foi adaptar e criar um programa com base no conhecimento das tradições, fora de um contexto religioso ou espiritual, abrindo portas para a popularização desse tipo de prática no mundo ocidental.

A palavra mindfulness, portanto, pode se referir tanto a modelos como o MBSR, que tem estrutura e duração definidas, como a capacidade inata do ser humano de estar totalmente envolvido em uma experiência. Aqui, o que nos interessa mais é o segundo significado. É como uma criança comendo um chocolate: ela está inteiramente envolvida em saborear e sentir a textura em sua língua, mas não precisa se esforçar para prestar atenção. É algo natural, sem qualquer tipo de crítica ou julgamento. Kabat-Zinn explica que, nesse modo de estar, não há nada que precise ser mudado, nenhum lugar melhor a alcançar. Por meio dele entramos em contato com uma fonte interior de equilíbrio, força e criatividade que todos temos, mas nem sempre desenvolvemos.

Por mais que já tenhamos o registro dessa habilidade, ela pode ser reaprendida e treinada, e uma maneira de fazer isso se dá por meio da meditação. Existem muitos tipos de meditação, e, em comum, eles envolvem direcionar a atenção a algo. Nas meditações baseadas em mindfulness, o objeto desse foco geralmente é a respiração e as sensações físicas do corpo. Você pode experimentar agora mesmo:

Coloque-se em uma posição cômoda, de maneira que o corpo possa ficar firme e ao mesmo tempo relaxado. Entre em contato com a sua respiração. Faça algumas respirações mais profundas e comece a perceber o contato do corpo com o chão ou a cadeira, a temperatura da sua pele, o toque do tecido da roupa sobre ela e outras sensações físicas que estejam presentes. Aos poucos, agora respirando normalmente, tome consciência da sua respiração. Perceba o ar mais frio entrando pelas narinas e mais quente saindo por elas, os movimentos do tórax e do abdome. Siga o fluxo natural de entrada e saída do ar, sem tentar alterá-lo, apenas observando e tomando consciência dele. Repita essas etapas por alguns minutos e, antes de terminar, leve outra vez a atenção para as sensações do corpo, escaneando da cabeça aos pés.

Quando você faz um experimento como esse, o que encontra não é nada além de você mesmo. Talvez perceba uma dor ou desconforto em alguma parte do corpo, pode ser que observe sensações estranhas, que se sinta inquieto, entediado, com sono... Se a mente divagar, não se preocupe, isso é esperado: ela está sempre discursando. A ideia não é esvaziá-la nem suprimir pensamentos ou emoções, mas se permitir percebê-los, aceitá-los e então deixar que passem sem se identificar com eles. O que você pode fazer é tomar consciência também das divagações e depois, gentilmente, trazer a atenção de volta para a respiração.

Marcelo Demarzo e Javier García Campayo, médicos e pesquisadores de mindfulness no Brasil e na Espanha, respectivamente, explicam que dois componentes são fundamentais e devem ser sempre levados em conta: a autorregulação da atenção, ou seja, a concentração na experiência imediata sem intervenção externa, e uma postura aberta à experiência, que se caracteriza pela curiosidade e pela aceitação do que acontece, da maneira como acontece – livre dos comentários críticos da mente. Esses especialistas enfatizam que as práticas devem incluir a capacidade de estar atento, no presente, com intenção e aceitação.

Isso quer dizer que a pessoa não está distraída ou sonolenta, mas perfeitamente centrada no que está acontecendo; que a atenção não passeia em pensamentos pelo passado ou pelo futuro, gerando sentimentos melancólicos ou ansiosos, mas se assenta no agora; que esse é um exercício guiado pela intenção e pela vontade, ao menos no início, quando o processo ainda não é natural; e que, por fim, é feito sem julgamento ou insatisfação – o que, vale esclarecer, é diferente de uma atitude resignada ou passiva.

É comum confundir mindfulness com fazer uma coisa de cada vez ou em um ritmo muito lento. Na hora de comer, por exemplo, bastaria desligar a televisão e mastigar bem devagar. De fato, desacelerar e não se atropelar nas tarefas contribui para uma atitude de atenção plena.

A norte-americana Jan Chozen Bays, que é pediatra, praticante de meditação zen, monja e autora do livro *Mindful eating: a guide to rediscovering a healthy and joyful relationship with food*[3], uma das pioneiras no uso de ferramentas mindfulness na alimentação, sugere que reduzir a velocidade e comer sem distrações são pontos fundamentais do mindful eating.

Mas não se trata só disso. É possível realizar pouquíssimas atividades sem pressa nenhuma e, ainda assim, ter a mente em outro lugar. É por isso que cultivar esse estado pode ser simples e, ao mesmo tempo, desafiador. Especialmente se observarmos que o mundo ao redor está sempre incentivando a desconexão entre a mente e o corpo. Veja nas academias, por exemplo, pessoas caminhando na esteira usando fones de ouvido e com uma televisão diante dos olhos. Onde exatamente está focada a atenção delas nesse momento? Muito dificilmente estará totalmente na experiência e sensação do corpo ao caminhar.

O COMER COM ATENÇÃO PLENA

A atenção plena pode ser aplicada a quase tudo o que fazemos. Ao andar, você pode apreciar a paisagem e cada passo que dá. Ao se relacionar, coloca a atenção no outro, interessando-se pela interação com ele. A mesma dinâmica pode ser estendida às nossas experiências alimentares – a parte mais saborosa dessa jornada. O comer com atenção plena surge a partir das pesquisas que apontam benefícios de mindfulness para a saúde física, mental e emocional, entre eles o controle das dores crônicas, do estresse, da ansiedade e da depressão, além de contribuir para o tratamento do comer emocional e da redução da compulsão alimentar. Podemos dizer que o mindful eating é o mindfulness adaptado e aplicado ao ato de comer ou a um contexto relacionado à comida.

> "Mindful eating é uma experiência que envolve todas as nossas partes – corpo, coração e mente – na escolha e no preparo do alimento, e no ato de comer."
> (Jan Chosen Bays)

Também existem programas estruturados voltados apenas à alimentação, nos moldes do MBSR. É o caso do MB-EAT, da psicóloga Jean Kristeller, e do *Mindful Eating-Conscious Living*[4] criado por Jan Chozen Bays, para dar dois exemplos. Mas aqui, outra vez, não nos referimos a nenhum desses programas em específico, e sim ao comer direcionado pela própria experiência do indivíduo.

Mais que comer devagar e manter o olho no prato, comer com atenção plena significa abrir todos os sentidos para perceber e absorver cores, aromas, texturas, sabores e sons. O tilintar do gelo no copo, a crocância da pera, o calor da sopa que acabou de sair da panela: tudo isso está incluído na experiência de se alimentar. Além da questão sensorial, há uma série de pensamentos e emoções que podem surgir enquanto comemos. Prestar atenção neles também é parte da filosofia, que propõe observar tudo o que acontece dentro e fora de você, no ambiente.

No próximo capítulo vamos falar sobre as qualidades da mente que caracterizam a atenção plena, mas antecipamos que o não julgamento é um aspecto muito importante. Isso porque em algum momento acabamos nos julgando. Talvez você já tenha dito algo do tipo: "Hoje não almocei, só fiz um lanche", considerando isso negativo. Mas veja: uma coisa é abrir a geladeira e empilhar ali mesmo, na porta, duas fatias de pão, montar um sanduíche com queijo e comer em pé ou a caminho da rua, com pressa e desatento. Outra é escolher um pão de que você gosta, lavar algumas folhas de alface, ralar um pouco de queijo, cortar um tomate, polvilhar um pouco de orégano, esquentar o sanduíche no forno, acrescentar azeite e uma pitada de sal, colocar na mesa um jogo americano e um prato, sentar e comer aquele mesmo sanduíche, com calma e prazer. Desse jeito, fazer um lanche em vez de almoçar não parece ruim, certo?

E também não precisa se julgar por aquele lanche que você comeu apressado. Aceite, foi assim. Ao nos julgarmos, a transformação fica mais difícil. Já quando aceitamos, nos tornamos mais abertos à mudança e podemos pensar em como agir nas próximas vezes.

É muito provável que você já tenha falado pelo menos uma vez a frase: "Comi por pura gula". Note que a gula é um dos sete pecados capitais, uma conduta moralmente errada. Pecado remete a punição, e é justamente o contrário do que queremos. Falar consigo mesmo dessa maneira crítica pode gerar sentimentos e respostas negativas e disfuncionais, fazendo você comer ainda mais. Será que é gula comer um segundo pedaço de bolo porque está muito gostoso?

Ao longo das próximas páginas, vamos afrouxar os julgamentos para encontrar uma parte nossa que é receptiva e compassiva. Essa é uma possibilidade de se livrar de respostas reativas, além de padrões habituais ligados a sentimentos ruins, e assim ajudá-lo a mudar sua relação com a comida.

Quando essa relação não é harmoniosa, muitas vezes perdemos o prazer de comer. Estudos sugerem que a observação de um objeto aumenta a chance de interação com ele. É por isso que, ao parar e observar, já estamos transformando o jeito de olhar para alguma coisa e, consequentemente, nos abrindo para mudar a relação com ela. Assim, a atenção plena pode ser um caminho para redescobrir esse prazer perdido; um reencontro com o autocuidado e a nutrição, no sentido mais abrangente da palavra, em um equilíbrio que permite aceitar todas as respostas do seu organismo. Lembrando que o mindfulness e o mindful eating não são apenas uma ideia, uma estratégia ou uma meditação que você pratica de vez em quando, mas um estilo de vida, um modo de comer e de se relacionar com a comida. E, como tudo o que nos ajuda a sair do piloto automático, requer treino e persistência.

Listamos alguns elementos que facilitam a existência de uma relação saudável com a comida – e que o comer com atenção plena pode ajudar a resgatar.

- Encontrar felicidade e prazer em situações da vida que não tenham a ver com a comida.
- Não comer quando não estiver com fome.
- Respeitar os sinais de fome e saciedade e parar de comer mesmo quando sobra comida no prato.
- Cultivar intimidade e curiosidade em relação à comida e ao comer, aceitando experiências novas de sabores e lugares.

- Aceitar que comemos por razões diferentes, sejam elas fisiológicas, emocionais ou sociais.
- Sentir-se calmo e interessado ao entrar em contato com a comida.
- Aventurar-se na cozinha, sem medo de julgamentos.
- Priorizar e buscar o prazer na compra dos alimentos.
- Aceitar quando não é possível comer conforme o planejado.

 AGORA É COM VOCÊ

O exercício da uva-passa

Coincidência ou não, um exercício clássico de mindfulness é feito com um pequeno alimento. O propósito é provar a diferença entre realizar uma ação em um estado habitual e fazer a mesma coisa com atenção plena. Tudo o que você precisa é de um punhado de uvas-passas (ou de outra fruta seca, como tâmaras ou damascos). Vamos praticar?

1 Feche os olhos e respire fundo duas ou três vezes. Se for desconfortável, pode mantê-los semiabertos, fixando seu olhar no chão, em frente a você.

2 Primeiro fique atento à sua respiração. Depois abra os olhos, pegue uma uva-passa e olhe para ela como se nunca tivesse visto uma antes. Examine as cores, a textura dela na sua mão, as dobras.

3 Feche os olhos novamente, respire fundo e procure relaxar. Leve a uva-passa ao nariz e à boca, sinta o cheiro dela, sua textura nos lábios, preste atenção a qualquer pensamento ou sentimento que surjam. Note pensamentos a respeito de gostar ou não de uva--passa; note sentimentos a respeito de comer uma uva-passa.

4 Coloque-a na boca, mas não a mastigue ainda. Veja como é a sensação dela dentro da sua boca. Movimente-a dentro da boca e sinta sua superfície. Só depois, comece a mastigá-la devagar. Repare como é experimentar o sabor de uma única uva-passa e perceba se o sabor muda conforme a mastiga. Preste atenção, ainda, à parte da boca em que você a está mastigando.

5 Quando estiver pronto para engolir, observe a experiência. Depois que você engole, ainda resta algum sabor ou sensação? Esteja atento a reações no seu corpo, na sua boca. Esteja atento para o fato de que o seu corpo incorporou o peso e a energia de uma única uva-passa.

6 Abra lentamente os olhos e pegue a segunda uva-passa. Examine-a, sinta seu cheiro. Alguma coisa mudou? Feche os olhos e perceba quaisquer pensamentos ou sentimentos que surgirem. Coloque a fruta seca na boca e sinta seu sabor e textura.

7 Comece a mastigar e observe as semelhanças e diferenças em relação à primeira uva-passa. Esteja atento às experiências de prazer e de satisfação ou de insatisfação. Quando estiver pronto, engula a uva-passa, notando qual é o ponto em que não pode mais senti-la descendo pela sua garganta.

| 8 | Abra os olhos e pegue agora a terceira uva-passa. Feche os olhos e repita todo o procedimento. Engolindo essa terceira uva-passa, quais são suas sensações? |

| 9 | Abra novamente os olhos e pegue a quarta uva-passa. Você pode escolher comê-la ou não. Preste atenção em como toma essa decisão. |

| 10 | Se você decidiu comê-la, pratique outra vez a experiência de comer com atenção. Se não, simplesmente esteja atento à sua respiração, a seus pensamentos, a seus sentimentos, às sensações em sua boca ou em outras partes do corpo. |

| 11 | Esteja você comendo ou não a quarta uva-passa, pense no que você sabe sobre esse alimento – como ele é plantado, processado, transportado até você. Pense em todas as pessoas envolvidas nesse processo. |

| 12 | Trazendo a atenção gentilmente de volta à sua respiração, faça duas ou três inspirações profundas. Quando estiver pronto, abra os olhos.[5] |

4
Os pilares do mindfulness e do mindful eating

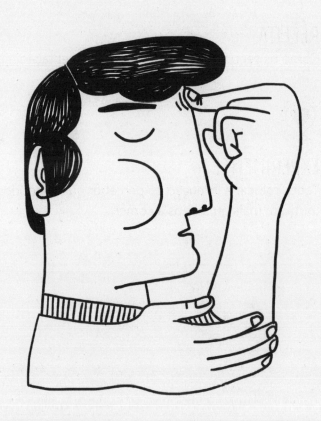

PERCEBA
De que forma todos os seus sentidos estão envolvidos no ato de comer?

REFLITA
Como os sentidos influenciam a sua alimentação?

EXPERIMENTE
Tente colocar a intenção de perceber quais sentidos o motivam mais ou menos a comer.

NOS CAPÍTULOS ANTERIORES, PROPUSEMOS ALGUMAS reflexões e exercícios que ajudam a aguçar sua percepção sobre a maneira como você come e o jeito como leva a vida. Está na hora de nos aprofundarmos no estado mental propício à prática do mindfulness. São sete os princípios ou qualidades da mente descritos pelo professor Jon Kabat-Zinn para praticar a atenção plena, e falaremos sobre todos eles a seguir.

OS SETE PRINCÍPIOS DA ATENÇÃO PLENA

1. Não julgamento
Esse é o ingrediente fundamental para substituir a culpa e a vergonha. A ideia é trocar uma postura sempre crítica por outra de respeito, que permita acessar o que chamamos de sabedoria interna. Isso vale tanto em relação a si mesmo como em relação aos outros.

A mente tende a categorizar tudo automaticamente: nossos próprios comportamentos, pensamentos e emoções, e também os das outras pessoas. Um exemplo: uma pessoa está de dieta e se depara com um bolo à tarde no escritório. Quando come, ela pode experimentar culpa e uma sensação de fracasso, de estar pondo tudo a perder. Isso porque, no seu conceito de dieta restritiva, os alimentos são categorizados em bons e ruins, e um alimento classificado como ruim ou engordativo acaba sendo sempre proibido. Neste livro nós explicamos por que essa é uma estratégia que não funciona e propomos outra abordagem para nos relacionarmos com a comida, de forma mais compassiva, livre e equilibrada.

A mente, que tem suas artimanhas, pode interpretar essa informação estabelecendo uma crença do tipo "sou um fracasso" ou "nunca vou emagrecer". Note: esse é um julgamento. Uma postura não julgadora seria sentir-se neutro e relaxado em relação à situação com o bolo, consciente de que comeu, mantendo-se atento para não exagerar, mas sem culpa. A proposta é que você possa se tornar uma testemunha imparcial da sua própria experiência alimentar – como se pudesse assistir de certa distância àquilo que pensa e sente.

Se classificamos algo como bom ou mau, não existe imparcialidade, certo? Na hora de comer, o caminho é, em vez de julgar e criticar – "acabei de almoçar uma lasanha, então não deveria estar comendo sobremesa" –, perceber o que diz e sente o seu corpo e, então, dar a ele uma resposta sincera, que pode ser, naquela situação, comer ou não a sobremesa.

Aqui entra também a questão de entender o que sentimos, e não apenas o que pensamos – afinal, nossos pensamentos interferem no que sentimos. Se eles forem julgadores, nos farão sentir mal e vão interferir em nossas atitudes em relação à comida. É claro que o nosso juiz mental não vai parar de dar vereditos de uma hora para outra. A prática consiste em perceber quando os pensamentos julgadores aparecem, sem reagir a eles impulsivamente. Se por acaso notar que está julgando os seus julgamentos, simplesmente observe isso também.

2. Paciência

As transformações demandam disciplina e tempo de prática, e com o mindfulness não é diferente. É preciso aceitar que cada um aprende e se desenvolve em seu próprio ritmo e se permitir evoluir aos poucos, de forma não linear – hoje não necessariamente você estará mais presente que ontem, uma vez que mudamos o tempo todo, a cada momento.

É natural perder a paciência por não conseguir reconhecer algum benefício depois de um tempo de dedicação ou por perceber que estamos fazendo justamente o que nos propusemos a não fazer, como ignorar completamente os sinais internos de fome ou saciedade. O importante, porém, é manter a intenção de ser paciente – inclusive para comer sem pressa. Saiba que tudo isso faz parte do processo. E de um novo estilo de viver.

3. Mente de principiante

Você se lembra das primeiras vezes em que dirigiu um carro ou andou de bicicleta? A atenção concentrada, a descoberta de cada movimento, o medo de fazer algo errado... Ou talvez de quando experimentou um alimento que não conhecia? A surpresa do sabor e da textura, a busca no arquivo do cérebro por algo semelhante... Resgate na memória essa sensação de quando tudo é novo e de como nos tornamos abertos às possibilidades que se apresentam. A primeira vez tem a vantagem de não trazer nenhuma referência anterior, diminuindo as expectativas.

Essa qualidade ressalta a importância de sermos receptivos, de cultivarmos uma mente aberta, fresca, não julgadora e curiosa.

É comum acreditarmos que já sabemos como é determinado alimento, qual é o seu sabor. Mas cada experiência pode ser nova, porque ela simplesmente é. Se, depois de fechar o livro, você comer uma manga, por exemplo, essa experiência, nesse momento específico, será única. Uma máxima zen diz: "Enquanto estiver comendo, apenas coma". Deixe de lado ideias e atitudes habituais e desfrute da comida como se fosse a primeira vez. Você nunca vai comer duas vezes a mesma manga, então desfrute-a.

4. Confiança

Confiar, aqui, significa dar crédito à sua intuição e sabedoria interior e reconhecer que você é a maior autoridade no que diz respeito ao seu corpo e aos seus sentimentos. Não quer dizer que você deva ignorar qualquer orientação externa e agir somente por conta própria. A ajuda profissional, como guia para a saúde e a alimentação, é muito bem-vinda. No entanto, ninguém pode dizer melhor do que você quais são as sensações físicas, os pensamentos e as emoções que você experimenta ao comer algo. Talvez lhe deem a sugestão de tomar café da manhã logo que desperta, mas você prefira esperar algumas horas, até que sinta fome.

O princípio da confiança nos confere a capacidade de acreditar nos nossos sinais e de responder a eles, mesmo que isso nos leve a atitudes que não sejam as melhores para nós. É por meio desses "erros" que podemos aprender e nos conhecer melhor.

5. Não resistência

Resistir tem a ver com se forçar para alcançar algum objetivo. Não significa que não possamos ter propósitos ou intenções – aliás, listamos nossas intenções logo no início do livro justamente para entender com clareza o que nos motiva. Contudo, no que se refere à atenção plena, o objetivo se torna um obstáculo quando cria um ponto de chegada, um lugar a alcançar ao qual nos fixamos. Isso não seria muito diferente de ter um peso ideal como meta ou um número definido de calorias para consumir por dia.

O mindfulness, assim como qualquer tipo de prática que envolva a meditação, não se caracteriza por ser um meio para chegar a um fim. Certamente os objetivos podem ser atingidos, mas de maneira natural, sem que estejamos apegados aos resultados e sem resistir ao que está colocado hoje, do modo como está.

6. Aceitação

Quando aceitamos algo, não desperdiçamos energia negando ou resistindo. Assim, sobra espaço para uma postura de mudança positiva. Aceitar é, também, ver as coisas como elas realmente são. Entenda que não se trata de concordar e gostar de tudo, de ter uma atitude passiva, mas sim de adotar uma postura menos reativa em relação à realidade. Isso inclui aceitar quem somos, as vontades e os desejos que sentimos, e também os pensamentos e emoções que temos. Mesmo quando você se propõe a sentar e comer com atenção plena, as distrações vão surgir. Talvez você pare e responda uma mensagem no celular. Talvez se levante para apartar a briga das crianças. Se acontecer, aceite e volte de novo ao processo.

7. Desapego

Esse é um conceito que conversa com a aceitação e a não resistência. Esse princípio diz respeito a não se prender a pensamentos ou emoções, a não valorizar demais alguns aspectos da experiência e rejeitar outros. Ou seja, trata-se de aprender a deixar as coisas como estão, aceitar as situações e as pessoas como elas são. Deixar ir os pensamentos e sentimentos que surgem – aceitar com neutralidade as experiências alimentares, boas ou ruins, mesmo os aspectos que você gostaria de mudar.

Veja agora alguns exemplos de como os sete princípios ou qualidades da mente podem ser aplicados ao contexto da alimentação:

- Contemplar o ritual de comer de maneira presente, conectando os estímulos emitidos pelo alimento aos seus sentimentos.
- Perceber as oportunidades positivas e afetivas que estão disponíveis desde a seleção e o preparo dos alimentos, respeitando a sua própria sabedoria interior.
- Usar todos os seus sentidos, e confiar neles, ao escolher o que comer para que a experiência seja gratificante para você e nutritivo para o seu corpo.
- Reconhecer respostas aos alimentos (se gosta, desgosta ou é neutro) sem julgamentos.
- Respeitar a fome e a saciedade para guiar suas decisões de começar e parar de comer.
- Buscar escolhas alimentares que lhe tragam satisfação e prazer.
- Aceitar que a mudança na sua relação com a comida tem o seu próprio tempo e estar aberto às experiências do momento presente.
- Comer com todos os seus sentidos.[6]

QUEM ESTÁ COM FOME?

Não dá para falar em mindful eating sem falar de fome, esse conjunto de sensações tão familiar a todos e que se manifesta de tantas formas. Quando dizemos "estou com fome", não nos damos conta dos muitos fatores envolvidos nessa singela afirmação. Pode ser que essa fome seja fisiológica, e então você come algo para satisfazê-la. Mas também existem aspectos emocionais, mentais e sensoriais que nos levam à mesma afirmação.

No Capítulo 5 vamos abordar melhor a questão da fome e da saciedade, mas aqui é importante saber que a fome pode ser tratada de maneira mais atenta se levarmos em conta a classificação de Jan Chozen Bays, que descreve não apenas um, mas nove tipos diferentes de fome. Sim, nove! Talvez você se surpreenda com a quantidade de estímulos e sentidos que dirigem você até um prato de comida. Vale a pena conhecê-los, inclusive porque isso vai ajudá-lo a tomar decisões no momento de comer.

OS NOVE TIPOS DE FOME

1. A fome visual

Imagine uma pessoa em uma churrascaria, já satisfeita depois de almoçar. O garçom passa diante dela com um pudim na bandeja, em direção à mesa vizinha. O estômago dessa pessoa está cheio, o corpo não dá nenhum sinal de que precisa de mais comida, ela nem sequer estava pensando em comer sobremesa, mas, ao olhar para o pudim, perfeito na consistência, na calda, nos furinhos, igual ao que sua avó fazia, essa pessoa decide pedir um.

Talvez nem seja fome propriamente, mas o fato é que a visão tem uma influência importante sobre o que comemos. Os olhos também precisam se satisfazer para que o comer esteja completo. É por isso que um prato bonito, colorido e bem apresentado se torna mais atraente e nos alimenta de modo mais profundo. Pelo mesmo motivo, direcionar os olhos para a televisão, o computador ou o celular durante uma refeição atrapalha a oportunidade de apreciar o que se come.

Experimente, em algum momento, apenas olhar para a comida, sem realmente comê-la, e encontre algo que seja belo ou interessante a respeito dela. Será que tem alguma coisa ali que você nunca tinha percebido?

2. A fome olfativa

Quem nunca parou o que estava fazendo porque sentiu aquele cheiro irresistível de comida no forno ou percebeu que estava com fome só quando o refogado de cebola no azeite começou a esquentar na frigideira, ocupando a cozinha com o seu aroma? Sentir esses perfumes é o que satisfaz a fome olfativa. Muitas vezes o cheiro é até mais gostoso do que o próprio alimento. O aroma, na verdade, é uma parte considerável do que percebemos como sabor nos alimentos. Tanto é que, quando ficamos resfriados, o que acontece, como muitas pessoas que tiveram Covid-19 relataram? A comida parece sem gosto.

Faça o teste de sentir o cheiro da comida antes de começar a comer. Em vez de abaixar até o prato, traga-o à altura do seu nariz, feche os olhos e inspire profundamente.

3. A fome da boca

A boca é quem faz a conexão com o gosto dos alimentos – ora, o estômago não tem papilas gustativas. Aqui entram todas as percepções que se dão nos lábios, no céu da boca e na língua: texturas líquidas, sólidas ou pastosas, sabores salgados, picantes, azedos, doces e amargos... Tudo isso está muito ligado às preferências individuais, que, por sua vez, são resultado de contextos sociais e culturais. Para satisfazer a fome da boca, você pode simplesmente se abrir com curiosidade para toda a diversidade de texturas e sabores. Quem sabe talvez experimentar outra vez um alimento que evitava por acreditar que não gostasse? O nosso gosto também muda.

Antes de comer, com o prato na sua frente, faça uma pausa e tome consciência do desejo da boca por aquela comida. É bem provável que você salive como uma resposta da sua presença e da sua fome da boca!

4. A fome do estômago

Barriga roncando é um sinal clássico de fome, certo? Mas não de qualquer fome. Na realidade, nem sempre o ruído significa que o corpo precisa mesmo de comida. É possível, por exemplo, que você esteja nervoso ou ansioso e confunda isso com fome, por causa da sensação que essas emoções provocam no abdome; e pode também ser fome de comida. É legal ir se familiarizando com os movimentos e sons que o seu estômago faz, até para entender qual é o seu intervalo médio de tempo entre uma refeição e outra.

Esteja atento às sensações no seu estômago durante o dia. Qual é o sinal que ele dá quando está realmente com fome?

5. A fome do tato

Não são só as crianças que gostam de literalmente botar a mão na massa e de segurar o alimento com as mãos. Sentir a temperatura e a consistência com os dedos também nos satisfaz e pode influenciar na quantidade daquilo que comemos. Isso vale para uma fruta, mas também para os petiscos de uma *happy hour* ou um temaki num restaurante japonês.

Perceba o que muda quando você chupa uma laranja ou come uma fatia de pizza com as mãos ou quando usa garfo e faca.

6. A fome auditiva

Até aquilo que escutamos também pode desencadear a fome. Talvez para você uma panela de pressão apitando seja esse gatilho. O próprio barulho que fazemos ao mastigarmos um alimento é parte da experiência de comer. Não à toa, algumas pessoas tendem a comer mais quando a comida é crocante, por exemplo. Saber disso torna mais fácil identificarmos se o corpo ainda está com fome de estômago ou se só estamos comendo guiados pelos ouvidos.

Repare: existe algum alimento que você escolha comer pelo puro prazer de ouvi-lo quebrar enquanto mastiga? Qual? Quanto dele você costuma comer?

7. A fome celular

Quando crianças, em geral estamos mais conectados com esse tipo de fome. É aquela que nos leva a comer o que o corpo está pedindo, os nutrientes de que as células necessitam naquele momento. É ela também que entra em ação quando, em uma viagem, morrendo de fome, você para em um restaurante de beira de estrada e, por mais que a comida não esteja tão gostosa, quente ou bonita, come o que tem. Quando ela não é satisfeita, podemos sentir tontura, cansaço, irritação e dor de cabeça, entre outros sintomas.

Sente-se em silêncio e procure prestar atenção em todo o seu corpo. Você conseguiria dizer se as suas células estão com fome ou satisfeitas? Se estão com fome, é fome de quê?

8. A fome da mente

Essa é a fome baseada em pensamentos – "eu deveria comer mais proteína", "eu mereço um sorvete", "eu deveria tomar 2,5 litros de água por dia" –, e também sofre influência do que ouvimos, vemos ou lemos por aí; baseados ou não em ciência, esses pensamentos se tornam nossas crenças alimentares, e precisamos sempre estar atentos para questioná-los. A mente é difícil de satisfazer, está sempre ansiosa por mais informação, por alguma explicação, por uma novidade. Essa fome também pode surgir na forma da memória de uma imagem, que é uma forma de pensamento. O mindful eating ajuda a trazer mais consciência para esses movimentos mentais.

Ao longo do dia, perceba o que a mente está dizendo a você sobre comer e beber. Escute os comentários que ela faz, preste atenção neles. Esses pensamentos lhe fazem bem? São julgadores ou acolhedores? São possíveis de serem executados naquele momento presente?

9. A fome do coração

Essa é a fome conectada às emoções, o desejo por alimentos que trazem memórias de conforto e acolhimento, como aquela sopa quentinha que funciona como um abraço. Embora os sentimentos estejam presentes na nossa relação com a comida, vamos lembrar que essa relação não pode ser o veículo para suprir as nossas emoções, sejam elas positivas ou negativas.

Faça um teste: escreva uma lista dos alimentos que gostaria que alguém preparasse para você caso estivesse doente. Depois faça outra lista com os alimentos que sua mãe ou alguém querido preparava para você na infância, quando estava doente. As listas se parecem?

Muito bem, nós somos como um motorista de ônibus que conduz esses nove passageiros, cada um dizendo em qual direção ir. Precisamos decidir o que fazer: registrar todas essas informações e escolher qual vai ser o próximo passo, dar ou não a próxima garfada. Uma dica para identificar qual ou quais os tipos de fome você está sentindo é tocar ou apontar as partes do corpo envolvidas — encostando o dedo mesmo, nos olhos, ouvidos, nariz, boca, abdome, cabeça ou coração. Assim você vai treinando essa habilidade, que, aos poucos, se tornará natural. Ao incorporar essa diferenciação à rotina, você se sentirá muito mais livre para decidir o que comer e o que vai deixar de comer. A ideia é que você possa se alimentar de um jeito mais tranquilo e com mais satisfação.

AGORA É COM VOCÊ

Um novo jeito de comer chocolate
Lembra da uva-passa? Faremos aqui algo parecido, mas com um chocolate que costuma trazer à tona muitas emoções conflitantes. Escolha um chocolate pequeno ou um bombom de que você goste; fique à vontade para substituir por outro doce que seja desafiador para você. Durante o exercício, preste atenção nas emoções que surgirem.

1. Coloque-se numa posição confortável e comece a prestar atenção à sua respiração. Respire fundo três vezes e procure levar o ar para todas as partes do seu corpo. Comprometa-se a usar todos os seus sentidos.

2. Comece a desembrulhar o chocolate lentamente, prestando atenção ao barulho que faz o papel. Observe a cor, o formato e a textura do chocolate.

3. Leve o chocolate até próximo do nariz e respire profundamente algumas vezes. Perceba quais sensações são despertadas quando o cheiro entra por suas narinas.

4. Dê uma mordidinha no chocolate e deixe o pedaço parado por alguns momentos em sua língua. Não mastigue direto. Pense em algumas características que possam descrever o sabor do chocolate nesse momento: suave, rico, amargo, doce, quente... Perceba também os sentimentos, as sensações e as memórias que possam surgir. Mesmo que sejam

sentimentos negativos (como culpa), não tente mandá-los embora; apenas esteja presente nesse momento.

5 Agora mastigue o chocolate e perceba o som da sua mandíbula quebrando o alimento em pequenos pedaços. É crocante? Macio? Depois, perceba a sensação do chocolate em sua garganta enquanto você o engole.

6 Repita essa experiência com o restante do chocolate.

Você ficou surpreso com a intensidade de prazer que se pode obter com um pequeno pedaço de chocolate? Comendo dessa forma, o chocolate teve para você o gosto que sempre teve? Você pode até ter sentido que nem gosta tanto desse chocolate ou que ele é ainda mais especial e vale a pena ser comido devagar. Não existe certo ou errado – apenas a experiência. Experimente fazer isso em pelo menos uma garfada por refeição. Que tal escolher um alimento que desperta em você um comer desatento ou excessivo? Você pode também fazer ao menos uma refeição usando os princípios de mindfulness e observando os tipos de fome apresentados aqui. Não se esqueça de se perguntar qual ou quais fomes está sentindo e de tocar a parte do corpo correspondente!

5
Em sintonia com os sinais internos

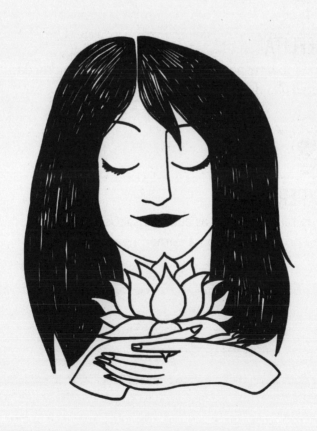

PERCEBA
Quais são as pistas que o seu corpo dá quando está com fome e quando está satisfeito?

REFLITA
Você tem respeitado esses sinais ou na maioria das vezes não dá bola ou nem nota a presença deles?

EXPERIMENTE
Que tal considerar as suas sensações internas o seu principal guia para comer a partir daqui?

OS VÁRIOS TIPOS DE FOME que vimos no último capítulo são uma classificação específica do mindful eating. De maneira geral, porém, a fome é um conceito que confunde muito as pessoas. Então, para que fique claro: quando falamos aqui dos sinais de fome, nos referimos à necessidade fisiológica de comer. A fome é uma combinação de sensações que surge em resposta à falta de energia e que nos faz buscar comida. É diferente do apetite, ou da vontade, que é o desejo de comer um alimento em particular. Daremos exemplos nas próximas páginas, mas fica mais fácil diferenciar se pensarmos que a fome se relaciona a uma necessidade e o apetite a um desejo.

Outra dificuldade é perceber a saciedade, a sensação de que já comemos o suficiente e que tem a ver com atender essa fome fisiológica. As pessoas percebem e atendem à fome e à saciedade de maneiras diferentes. Tem gente que sabe que está com fome quando sente um vazio no estômago. Outros notam que é hora de comer ao bater os olhos no relógio. Há quem só se dê conta de que está com fome quando fica impaciente. Algumas pessoas podem até confundi-la com a sede ou com outros sinais do corpo. E você, já observou como sabe quando está realmente com fome?

Note que podemos comer orientados por fatores internos, associados à fome propriamente, ao estômago vazio, mas também por fatores externos, como o tamanho da porção ou o cheiro da comida. A saciedade é igualmente individual e relativa – ela pode ser atingida mesmo que não haja satisfação, ou seja, prazer em comer o que se comeu. O mesmo prato de massa pode saciar a sua fome hoje, depois de ter praticado alguma atividade física ou após um dia intenso de trabalho, por exemplo, ou fazê-lo se sentir empanturrado no almoço do fim de semana, ao comer pouco tempo depois de um café da manhã reforçado.

Além disso, sempre que se segue uma regra externa, como a clássica recomendação das dietas de comer sempre a mesma porção – duas colheres de arroz, uma de feijão, salada com um fio de azeite –, essas variações do corpo não são consideradas. À noite, um frango com salada para evitar carboidratos não necessariamente estará de acordo com a sua fome e saciedade, mas pode ser que sim, não é igual todos os dias.

O fato é que, quanto mais conectados com os sinais internos, mais conseguimos entender esses mecanismos. As dietas e regras, por outro lado, nos afastam dessa conexão.

O mindful eating é uma abordagem que ensina a resgatar – e, em alguns casos, a conhecer – nossos sinais internos tanto de fome como de saciedade. Talvez você até os perceba sem grandes dificuldades, mas não responda a eles de maneira adequada.

E por que é tão importante respeitar e atender a esses sinais? Bem, eles são manifestações do seu organismo, maneiras de expressar necessidades. Ao reconhecê-los, você não fica à mercê das influências externas da família, dos amigos e das redes sociais e passa a se orientar pela sua própria percepção. Se não responde a eles ou faz algum tipo de restrição, o que acaba acontecendo é que o corpo vai perdendo a eficiência e vai deixando de avisar o que precisa. Como em um diálogo, se você ignora o seu interlocutor, talvez ele desista de se comunicar com você. Por outro lado, quanto mais atento e sensível você vai ficando, mais refinada se torna essa comunicação.

Fome e saciedade se alternam de forma inversamente proporcional, como em uma gangorra, e essa alternância é regulada por vários mecanismos no nosso organismo. Uma vez que começamos a comer, guiados pela fome, o corpo começa a dar respostas. A boca é estimulada pelos nutrientes do alimento e as paredes do estômago se esticam para acomodar o volume de comida que está chegando. Receptores nervosos enviam ao cérebro a mensagem de que o estômago está se expandindo. Enquanto isso, os níveis de grelina, um hormônio produzido quando o estômago está vazio, vão caindo, mais uma informação que chega ao cérebro dizendo para parar de comer. Os avisos também são enviados a partir de respostas no intestino delgado, no pâncreas e no tecido adiposo, por meio da liberação de hormônios, neurotransmissores e outros sinalizadores. Há toda uma orquestra interna acontecendo enquanto nos alimentamos.

Existe um tempo necessário, cerca de 20 minutos, para que cheguem ao cérebro os avisos de saciedade. Por esse motivo, também, devemos comer sem pressa, mastigando devagar, percebendo a comida e se conectando com ela. É preciso respeitar esse tempo e se manter atento para perceber a saciedade, que vai se apresentando aos poucos. Como no caso da fome, podemos notá-la de maneiras diferentes. Tem gente que para de comer quando se sente cheio e há quem largue os talheres ao menor sinal de volume no estômago. Existem ainda aqueles que comem apenas porque a comida está disponível, sem se conectar com qualquer sinal.

Minimizar as influências externas na hora de comer é uma forma de estimular a percepção da saciedade – que, diga-se, não depende da satisfação, ou seja, do prazer de ter comido o que se comeu. Quando comemos vendo televisão, olhando o celular ou conversando, sobra menos espaço para perceber que estamos satisfeitos.

A ideia não é que você se isole da família e dos amigos nas refeições – na verdade, o ritual de compartilhar uma refeição com pessoas queridas e dedicar um tempo a isso pode ajudar a trazer a atenção para o momento e as emoções que ele envolve –, mas que se dê conta de como o ambiente interfere no seu modo de comer. Se estiver atento, sozinho ou acompanhado, você vai observar que, no meio da refeição, poderá começar a reduzir a velocidade das garfadas, às vezes fazer uma pausa e projetar o corpo para trás, pegar algo para beber... É o corpo indicando que a fome está diminuindo, enquanto a saciedade aumenta.

Em geral, temos o hábito de lidar com a fome e a saciedade sem considerar diferentes gradações, como se as únicas possibilidades fossem "estou com fome" ou "não estou com fome", "estou saciado" ou "não estou saciado". Para uma alimentação mais atenta e equilibrada, no entanto, ajuda se levarmos em conta que existem diversas nuances entre um extremo e outro.

Agora, propomos um exercício: avalie a sua fome, veja se pode dar a ela uma nota entre 0 e 10, sendo 0 o número correspondente a nenhuma fome. Faça o mesmo com sua saciedade.

Conseguiu avaliar? Eis aqui uma escala que você pode usar sempre que precisar, para perceber e entender a fome, assim como a saciedade.

A RÉGUA DA FOME E DA SACIEDADE

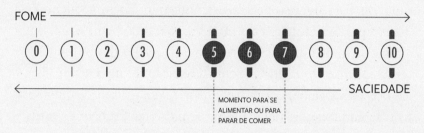

Não existe um número certo ou errado. O principal é tentar não deixar para comer apenas quando estiver faminto, o que em geral leva ao comer apressado, ansioso, sem os rituais e desconectado dos sinais internos, nem, é claro, comer quando a fome estiver no zero.

O intervalo que você vê marcado, entre 5 e 7, é uma sugestão de um bom momento para se alimentar. Essa referência permite se organizar, se preparar e se flexibilizar para situações em que a fome e o horário não combinam. Se você tem um almoço de trabalho e a sua fome é pequena, é possível escolher quanto comer para estar de acordo com ela. Ou, ao contrário, se surge um compromisso que vai durar a tarde toda e você sabe que a fome vai aumentar, então é possível se preparar levando um lanche.

Quando a fome vier, aceite, não tente negá-la. Às vezes, uma pessoa almoça ao meio-dia e por volta das 15 horas começa a sentir fome, então ela pensa: "Mas não faz muito tempo que eu comi, vou esperar mais um pouco". Isso pode levá-la a comer mais depois. Existe uma tendência a resistir à fome, quando na verdade o que devemos fazer é atendê-la.

De tempos em tempos, o corpo pede que a bateria seja recarregada para que ele possa funcionar em todo o seu potencial. O período médio entre uma refeição e outra é de 3 a 5 horas, mas não precisamos nos prender aos números. Nós inclusive não concordamos com a máxima de comer de 3 em 3 horas. Cada corpo funciona de um jeito. Para algumas pessoas esse intervalo é bem pequeno, enquanto para outras chega a 5 ou 6 horas. E tudo bem.

Recomendamos que os intervalos sejam baseados nos sinais internos de fome e saciedade. Se uma refeição foi mais leve, a digestão dela provavelmente será mais rápida. Logo, a saciedade diminuirá mais rápido, à medida que a fome se faz notar também com mais velocidade. O importante é que você consiga percebê-las e descobrir os seus próprios horários, sem julgamentos, buscando atender às necessidades do seu corpo. Conforme conhece os próprios mecanismos de fome e saciedade, você pode se sintonizar com elas, atender à fome quando ela vier e responder à saciedade de maneira adequada. Até para não acabar comendo qualquer coisa que apareça pela frente e não passar da medida sem se dar conta.

Você já deve ter notado que cozinhar faminto, por exemplo, não é a melhor ideia, porque a tendência é beliscar o que encontra no caminho enquanto prepara a refeição. Que tal fazer esse teste na próxima vez que colocar o avental?

As réguas podem ajudar você a comer guiado pela fome e a resgatar a percepção da sua saciedade. No caso da saciedade, o mesmo intervalo pode ser aplicado, só que para determinar o momento de parar de comer. Isso pode ser interessante para acalmar aquele policial interno que fica mandando parar de comer "porque pode engordar" e nos permite compreender que, em alguns momentos, podemos passar da conta no ponteiro porque a ocasião é especial ou porque a refeição estava espetacular. Sem certo e errado; o principal é nos darmos conta do que acontece no nosso corpo.

Mesmo quando comemos com o ponteiro da saciedade passando do 7, é essencial aprender a perceber e fazer isso com base em uma escolha, não por falta de atenção ou descuido.

Perceba que esses números são apenas uma sugestão para você encontrar um caminho do meio: comer quando está com fome, mas não esperar até estar faminto e parar de comer quando está saciado, mas não estufado.

A FOME COM A VONTADE DE COMER

O que estamos chamando de fome, a necessidade fisiológica de comer, não está relacionado a nenhum alimento específico. Não temos fome de feijão, carne ou pudim, mas temos preferências de vários tipos: por sabores mais doces ou amargos, por comida quente ou fria, por texturas pastosas ou crocantes, por determinados ambientes e pelo tipo de alimento preferível para cada horário.

Tudo isso tem a ver com o contexto cultural e social em que estamos inseridos, com as nossas crenças individuais e coletivas sobre o comer. Um prato típico do café da manhã egípcio é feito com favas e grão-de-bico, já os japoneses apreciam tofu com peixe e arroz cozido pela manhã. Paul Rozin, psicólogo que estuda a relação das pessoas com a alimentação, observou que os americanos pensam em comida em termos de necessidade biológica, nutricional e de saúde, enquanto os franceses associam a comida ao prazer.

Para nós, brasileiros, recusar comida ou deixar um pouco no prato pode ser difícil e socialmente reprovável, mas saiba que isso pode acontecer quando você começa a respeitar a própria saciedade. Mesmo que signifique quebrar algumas regras externas. Precisamos aprender a dizer não quando nosso corpo e mente dizem não. Se você se serviu de uma quantidade de comida e no meio do caminho ficou saciado, pare. A comida logicamente não deve ser desperdiçada, mas você não precisa comer além da conta para deixar o prato limpo. A ideia é que ele fique limpo à medida que você resgata esses sinais e começa a se servir de acordo com eles. Por exemplo, se você almoçar ao meio-dia, às 14 ou às 16 horas, sua fome certamente não será a mesma. No entanto, muitas vezes, por hábito, fazemos um prato semelhante em quantidade de arroz, feijão, carne e salada.

Os padrões e as preferências não estão ligados à fome, mas à vontade, que diz respeito ao que queremos comer. Você já deve ter experimentado aquela sensação de, mesmo saciado, ter a atenção atraída por uma comida que você adora, que está perfumada ou que tem uma apresentação chamativa. Aí, a sua vontade é despertada. Talvez essa vontade seja despertada apenas porque o alimento está disponível e desperta as fomes mencionadas no capítulo anterior.

Algo que acontece muito é o chamado comer social: o petisco do bar, a pipoca do cinema ou o bolo do aniversário estão ali e você acaba comendo. Talvez nem estivesse com nenhuma vontade em especial, mas você vê a comida, sente o cheiro, ouve alguém comentar que está gostoso e se anima. Mesmo na ausência de fome do estômago, sente a fome visual. A partir disso, você pode decidir se vai ou não comer e quanto. Sem sentir culpa, sem se paralisar por não saber como agir, sem se sentir mal. Conforme observa a si mesmo, você adquire cada vez mais autonomia e entra em contato com o especialista que há em você. Afinal, mesmo sem tanta fome fisiológica ou do estômago, é possível atender à fome visual sem se empanturrar. É possível comer um ou dois croquetes ou bolinhos de arroz e não seis, especialmente quando a fome física não está alta. Assim como é possível negociar consigo mesmo e não dizer sim a todas as situações, sabendo que você poderá comer aquele alimento em outro dia.

Outro exemplo, nesse caso de uma vontade que não depende do contexto, mas do gosto pessoal: suponhamos que você esteja com fome. Seu corpo está avisando e você é convidado a almoçar na casa de um amigo. Pense em algo que não lhe agrada tanto. Uma feijoada, por exemplo. Você come e a fome passa, mas a vontade, o desejo de algo que você particularmente aprecia, não foi suprido. Se, ao contrário, feijoada é o seu prato predileto, a fome passa e a vontade também. A diferença é que a fome precisa ser atendida, e a vontade a gente pode negociar. O ideal é juntar as duas: a fome com a vontade de comer. Literalmente.

O princípio é o de que, **quanto mais comemos aquilo de que gostamos, maior é a nossa satisfação, mais facilmente encontramos saciedade e menos exageramos. Exatamente o oposto da lógica da restrição**. É esse sistema de conexão com o nosso corpo que deveria ser o responsável pelas nossas escolhas alimentares.

COMO EU LIDO COM AS VONTADES?

Imagine que você tenha almoçado, esteja saciado e satisfeito e tenha finalizado neste instante uma xícara de café ou chá. Então, alguém aparece com um bolo de cenoura ou chocolate, um doce que você adora e que desperta a sua vontade. São várias as reações possíveis. Você pode, por exemplo, não comer e passar vontade, porque acha que não deve ou por qualquer outro motivo. Pode comer, se empolgar e comer além da saciedade, sentindo algum desconforto físico no estômago. Pode se servir de uma fatia pequena, apenas para sentir o sabor. Ou talvez corte um pedaço e o guarde para comer mais tarde, quando estiver de novo com fome. Qual costuma ser a sua reação em uma situação dessas? Sem se julgar, pense em como essa reação o faz sentir e se poderia ser diferente.

Ao fazer esse exercício de reflexão, você entende o que está guiando suas escolhas alimentares e começa a se preparar para se relacionar com a comida em contextos variados. Da próxima vez que se encontrar diante do impasse "comer ou não comer?", enxergando apenas essas duas possibilidades, lembre-se de que, segundo o mindful eating, sempre podemos ponderar, pesquisar e escolher entre várias alternativas.

E A FOME EMOCIONAL?

Assim como os fatores externos, aquilo que sentimos também pode nos influenciar a comer – e é essencial desenvolver recursos para identificar quando isso acontece, ou seja, quando a fome é emocional. Diferentemente dela, a fome física se manifesta por meio de sensações como o estômago roncando, pela percepção de que nos falta energia ou ainda começarmos a pensar na possibilidade de comer e no que comer. A fome física aumenta aos poucos, gradativamente, quanto mais tempo se afasta da última vez que comemos.

A fome emocional, por sua vez, pode vir acompanhada de outros sinais físicos, como borboletas no estômago ou a vontade de ir ao banheiro, associados a sentimentos como ansiedade e tristeza. E pode dar as caras repentinamente. Você já vagou pela cozinha em busca de algo que não sabia exatamente o que era? Talvez estivesse se sentindo triste, ansioso ou irritado. Ao treinar a sua atenção com as propostas do mindful eating, você poderá refletir nesses momentos e perguntar a si mesmo que tipo de conforto está buscando ou como poderia relaxar, se ocupar, se satisfazer de outra forma que não seja comendo.

PERGUNTE-SE

Para saber se é fome:
"Eu comeria agora um belo prato de comida caseira?". Se a resposta for sim, coma de forma adequada, com base na intensidade dessa fome. Se for não, passe para a próxima pergunta.

Para saber se é fome social:
"Se esse alimento não estivesse disponível neste momento, eu teria pensado em comê-lo?". Se a resposta for não, avalie se quer comer (É importante socialmente? Vou ficar pensando nele depois ou logo esqueço?). Se decidir comer, escolha a quantidade que lhe satisfaça considerando seu nível de fome, sem julgamento ou culpa.

Para saber se é vontade:
"Eu sei exatamente o que quero comer, mesmo que não esteja disponível agora?". Se a resposta for sim, veja se pode se planejar para comer em outro momento, e quando chegar esse momento desfrute dele com prazer, se possível quando estiver com fome.

Para saber se é fome emocional:
"Quero comer e sei que não é fome física, não é uma vontade social nem uma vontade específica". O mais provável, neste caso, é que essa vontade esteja relacionada a um componente emocional. Tente não comer nesse momento. Pare, sinta e reflita:"Que emoção estou sentindo?" e "O que me confortaria nesse momento?"[7]

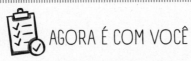 **AGORA É COM VOCÊ**

Vamos tentar identificar quem está com fome?

Fome Física	Fome Emocional
Aumenta gradativamente	Aparece de repente
É sentida abaixo do pescoço – geralmente no estômago	É sentida acima do pescoço
Aparece algumas horas após a última refeição	Pode aparecer a qualquer momento
Cessa com a saciedade	Persiste mesmo quando saciado
Comer traz satisfação	Comer traz culpa, sensação de fracasso e vergonha

Diante de uma situação de fome física ou emocional como você está lidando com os diferentes tipos de fomes?
Fome visual ....
Fome olfativa ....
Fome do estômago ....
Fome do tato ....
Fome auditiva ....
Fome celular ....
Fome da mente ....
Fome do coração ....

Reflexões a partir do automonitoramento

Usando a régua da página 69 deste capítulo, classifique a sua fome e a sua saciedade de 0 a 10 antes, durante e depois de uma refeição. Anote as suas observações, percepções e reflexões. Veja o modelo na página ao lado para se inspirar.

	Notas	Observações
Fome antes de comer:		
Fome durante a refeição:		
Saciedade ao terminar a refeição:		

Observações sobre a experiência:

Diário alimentar

Um diário alimentar pode ajudá-lo a entender melhor os seus comportamentos alimentares e a visualizar os mecanismos de fome e saciedade. Assim ficará mais fácil colocar em prática as mudanças que você deseja. Preenchê-lo pode ser um desafio, mas é um ótimo exercício para comer com atenção plena.

Mais que um recordatório alimentar tradicional – que é o registro de todos os alimentos e bebidas consumidos em um determinado período –, o diário alimentar é uma ferramenta útil para se automonitorar, se conectar com o momento de comer e refletir sobre o que não está bom. Use a régua da fome e saciedade para avaliar seus níveis de fome e saciedade. A coluna dos pensamentos e sentimentos pode ajudar você a identificar crenças, dificuldades ou até mesmo situações positivas na sua alimentação, e todas essas informações são importantes para elaborar e ajudá-lo no seu plano de mudança para colocá-lo em prática. Veja um exemplo de diário alimentar na próxima página.

Refeição	O que comeu	Quanto comeu	Fome (0 a 10)	Saciedade (0 a 10)	Pensamentos e sentimentos
Café da manhã					
Lanche					
Almoço					
Lanche					
Jantar					

6
Por onde começar?

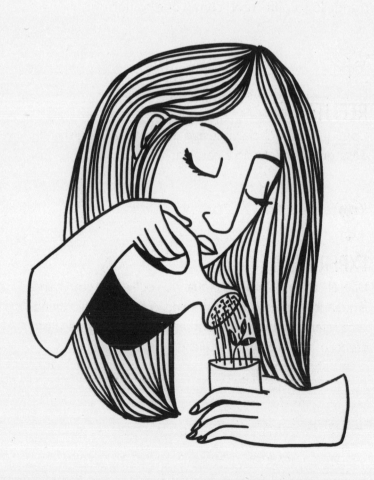

PERCEBA
Como é a sua relação, hoje, com a comida, com as suas escolhas alimentares e os seus hábitos? Você se sente tranquilo e confortável com o que come?

REFLITA
Com que frequência você age de maneira impulsiva ou desatenta em relação à comida?

EXPERIMENTE
Diferencie o que acontece quando você come com calma e quando come sem prestar atenção. Escolha pelo menos uma refeição na semana para se conectar, comendo com atenção, tendo carinho e cuidado nas escolhas.

ATÉ AQUI FALAMOS SOBRE OS fatores que nos desconectam de nós mesmos e de que forma o comer com atenção plena pode ajudar a reencontrar nossa percepção intuitiva para fazer escolhas alimentares que realmente nos satisfaçam e promovam o bem-estar. A questão dos sinais internos, tratada no capítulo anterior, é um ponto-chave para guiar as nossas decisões à mesa.

Uma pessoa que come seguindo os preceitos do mindful eating é capaz de respeitar esses sinais e de reconhecer que não há jeito certo ou errado de se alimentar. Por escolha, essa pessoa vai direcionando sua atenção à comida, momento a momento. E assim ela pode se conectar com todo o caminho do alimento até chegar ao prato: a terra em que foi cultivado, as pessoas e as práticas culturais envolvidas nesse processo.

Talvez você esteja se perguntando: "Certo, mas por onde eu devo começar?". Exatamente por onde você está agora: seus hábitos, a maneira como se relaciona com a comida hoje e o quanto você ouve os seus sinais internos. Mais que a comida, essa é uma oportunidade de olhar para a sua vida de uma perspectiva mais ampla. A qualidade do seu sono, o funcionamento do seu intestino, a sua disposição ao longo do dia, o espaço que você dedica ao lazer e a sua saúde de maneira geral são fatores que influenciam e são influenciados pelo comportamento alimentar. Esse é um processo com começo e meio; não é o intuito que ele chegue ao fim. E é importante que se permita construí-lo num ritmo que seja possível e confortável para você.

Ao longo desses anos ouvindo histórias, angústias e dificuldades das pessoas com relação à comida e ao corpo, eu, Manoela, também fui me transformando. É tão fácil se desconectar e fazer tudo correndo que precisamos cuidar para não perder momentos do dia a dia que podem ser muito especiais. Numa segunda-feira, buscar o filho no futebol, chegar em casa e preparar uma refeição enquanto ele estuda à mesa da cozinha, sentindo o cheiro da comida e tirando suas dúvidas de história, depois sentar em família para comer, é algo possível e prazeroso que hoje consigo priorizar. Sentar à mesa e transformar um jantar de rotina em uma celebração é uma coisa simples. Tenho conseguido criar esses momentos e propor o mesmo para as pessoas que atendo, mesmo que seja em algumas refeições.

É importante sentirmos que estamos progredindo ou em equilíbrio dentro da nossa própria realidade, e não nos baseando na realidade dos outros. Eu, Cynthia, sou muito ativa e tenho uma vida acelerada. Sei que não vou me tornar uma monja, não é o meu perfil, mas vejo que, com a experiência e a persistência nas práticas, meu nível de escuta em relação aos outros e a mim mesma já melhorou muito. É um exercício diário. O que conta é o processo – e ele segue em curso.

Apesar da agenda apertada da vida de empresária, no momento das principais refeições estabeleci como prioridade estar presente com meu filho. A maternidade foi um fator decisivo para essa mudança, pois quero proporcionar a ele os rituais do comer em família que eu tive na infância em Manaus e todo o poder de conexão, descoberta e compartilhamento envolvido na prática de estar atento e presente, principalmente nas refeições.

A partir da compreensão e da clareza de nossa rotina e hábitos alimentares, podemos estabelecer metas mais factíveis e adequadas à nossa vida (veja o quadro do plano de metas no fim do capítulo). Pense em como foi o seu dia ontem. Quantas refeições você comeu sentado à mesa? Você cozinhou, preparou alguma delas? Comeu o que tinha vontade? Independentemente de como tenha sido até aqui, entenda que foi possível assim. Respeite o que passou, olhe para o que considera que não o deixa feliz e, então, estipule objetivos possíveis.

Dependendo das respostas às perguntas acima, talvez uma primeira meta para você possa ser, por exemplo, colocar a mesa e se sentar para comer pelo menos duas vezes na semana. Ou talvez o foco agora para você ainda seja perceber os seus hábitos e padrões, e se dar conta de como come para depois estabelecer metas de mudança.

A pessoa pode ter uma relação positiva e saudável com a comida e deixar passar detalhes, como não fazer uma pausa para um lanche ou esquecer de beber água ao longo do dia, mesmo tendo sede e fome. Apenas porque perdeu o hábito. São pequenas desconexões que podem ser responsáveis por excessos, sensações desconfortáveis em relação ao próprio corpo, de oscilação de peso, melhora ou piora de alguns aspectos de saúde. Quando nos percebemos mais, nos sintonizamos também com a resposta da comida, ou da falta dela, no nosso corpo físico e com a maneira como isso nos afeta.

Este livro reúne estratégias úteis para você colocar em prática mudanças que deseja. Mas lembre-se de que só é possível mudar a partir da própria experiência. Não importa se você vai transformar uma coisa por vez, nem quanto tempo isso pode levar. Retorne aos exercícios e conceitos propostos sempre que quiser e considerar necessário.

ESSE TAL COMPORTAMENTO ALIMENTAR

O comportamento alimentar se refere a um conjunto de cognições e afetos que direcionam nossas ações e condutas alimentares. Um aspecto importante do mindful eating é se dar conta dos nossos condicionamentos. Se você reparar, eles costumam estar ligados a recompensas. A comida em si não é boa ou ruim, mas, se temos uma sensação prazerosa ao comer determinado alimento, a tendência é repetir o comportamento, ou seja, continuar comendo ou comer de novo outras vezes. Quando o retorno é negativo, logicamente não sentimos o mesmo impulso de repetir a dose.

Esse mecanismo nos acompanha desde que nascemos, a partir de associações que vamos percebendo entre o nosso comportamento e o efeito positivo ou negativo dele.

Muitas atitudes que têm origem em situações vividas na infância permanecem. Digamos que a sua família seja grande e você tenha crescido em uma casa cheia de gente e que, por isso, tinha que correr para garantir a sua porção de comida a cada refeição. Então, ainda hoje, adulto, diante de uma bandeja de bolinhos de arroz, você logo coloca três no prato, mesmo que essa quantidade não corresponda ao tamanho da sua fome. É um registro interno de que é preciso correr e encher o prato para garantir que haverá comida suficiente, mas que talvez não se aplique mais à sua realidade. As idas à casa das avós, que costumam achar que criança deve comer bastante, também podem deixar em nós padrões reativos desse tipo.

Você consegue identificar algum desses condicionamentos? Eles podem estar relacionados ao uso da comida como punição ou recompensa, a sentimentos de escassez, a medos e ansiedades. Reação é o que acontece quando levamos um susto, algo automático e impensado. No lugar de reagir, o comer com atenção plena ensina a responder com mais atenção e calma, o que significa estar atento à própria ação. Mas talvez o principal ponto seja outro e você mantenha uma postura mais rígida, radical até, oscilando entre uma dieta natural super-restritiva e uma chutada de balde no churrasco de sábado. Na verdade, até um churrasco com os amigos — por que não? — pode ser uma experiência de atenção plena: a compra dos ingredientes, a divisão de tarefas, o preparo...

Nem todos os condicionamentos têm origem no passado. Também é possível criar um hábito em resposta ao que se vive no presente. Isso fica claro, por exemplo, nas pausas durante o trabalho: todos os dias a pessoa toma um café e come um doce ou um salgado no meio da tarde, mas a recompensa não é a satisfação em comer em si, e sim ter alguns minutos de intervalo, de respiro, de descanso da tela do computador. A comida, nesse caso, funciona mais como desculpa ou permissão para uma pausa do que como forma de se saciar e se nutrir. Talvez o melhor seja simplesmente fazer essa pausa, sem comer, conectar-se com os sentimentos do momento e deixar para se alimentar em outro momento, com fome e vontade.

O PASSO A PASSO

O primeiro passo dessa jornada você já deu, que foi chegar até aqui e se dispor a olhar para si e a identificar a necessidade de fazer mudanças, percebendo e se conectando com os sinais de fome e saciedade. Depois de investigar seus hábitos e o comportamento alimentar, a etapa seguinte é começar a estabelecer suas metas. Uma dica é começar por metas simples. Para que a possibilidade de alcançá-las seja maior, elas devem ser:

- **M**ensuráveis
- **E**specíficas
- **T**emporais
- **A**tingíveis
- **S**ignificativas

Quando estipulamos algo mirabolante, a realização parece tão distante que favorece a desistência rapidamente. Procure registrar suas metas para conferir depois quais eram as suas intenções no início e repensar ações caso seja necessário. É interessante que elas sejam objetivas e estejam em consonância com as suas motivações. E é curioso observar que podem mudar. Sua motivação pode ser começar o dia com uma refeição mais atenta e prazerosa, e então você se propõe a desligar o celular no café da manhã para fazer escolhas mais equilibradas, por exemplo. Daqui a algum tempo talvez isso já não seja mais uma questão, então a meta pode ser passar a preparar o próprio jantar durante a semana, comer mais frutas ou diminuir os doces. O que fizer sentido e você desejar mudar, mas sem ser algo idealizado.

Por onde começar?

As dietas sugerem que você mude sua realidade inteira para algo que não é sustentável em longo prazo. Assim como nos abrimos para a experiência de comer, podemos estar abertos também para as transformações que cada mudança de atitude gera. E devemos estar receptivos para as novidades que surgem a partir dos momentos da nossa vida.

Aventurar-se na cozinha é quase inevitável para quem busca uma relação mais íntima, curiosa e saborosa com a alimentação. A fome, já vimos, não vai embora só quando enchemos o estômago. A elaboração, a descoberta e o compartilhamento de uma receita são parte de um ritual que aguça os sentidos, nos prepara para o comer e nos satisfaz de muitas formas. Existem inúmeras maneiras de fazer esse ritual, e cozinhar não precisa ser algo elaborado e cheio de requinte para ser gostoso e saudável. Ao contrário, as culturas tradicionais, tão próximas do alimento, são de grande simplicidade.

Muita gente evita as panelas porque se sente frustrado com o resultado e tem medo da louça e do trabalho que pode gerar, mas o fato é que só é possível melhorar os resultados praticando. Não importa se a sua especialidade é um saboroso omelete com queijo e tomate, uma vitamina de frutas ou um frango assado ou se você nunca cozinhou. Pegue uma receita de algo que tenha vontade de fazer, vá às compras e comece a se arriscar com as panelas, sem medo de ser feliz e sem se julgar. O máximo que pode acontecer é a receita dar errado e você sair para comer um sanduíche.

Outra possibilidade de estar mais próximo de toda a cadeia produtiva do alimento é conhecer pequenos produtores locais. Mesmo nos grandes centros urbanos, dá para restabelecer essa ponte com quem produz. Talvez algum conhecido seu esteja fazendo pães artesanalmente ou iogurte caseiro.

Eu, Manoela, tenho uma irmã que mora em Brasília (DF) e há pouco tempo fez o primeiro pão dela com o fermento de pão que eu levei de presente – aliás, é um alimento incrivelmente simples: farinha, água e sal. Ela ligou para dizer que a receita não tinha crescido, queria saber se algo havia saído errado. Levamos um tempo conversando por vídeo sobre o procedimento, sobre a hora de colocar e de tirar da geladeira, como assar, cada detalhe. Cozinhamos juntas, mesmo a distância, algo que a vida moderna nos permite. Isso é algo que boa parte das pessoas está perdendo e que é tão importante. A comida nutre e nos aproxima uns dos outros. Se você já é do tipo que adora cozinhar, melhor ainda.

Agora, talvez você seja a pessoa da família que assume sozinha essa função na casa. Se for o caso, o desafio pode ser o contrário: pedir ajuda, delegar tarefas, empoderar outras pessoas para não ficar sobrecarregado e para estar junto com os outros nesses momentos de proximidade com a comida, mesmo que seja para montar uma salada, picar uma cebola ou arrumar a mesa.

Quem cozinha sabe que uma coisa fundamental é o planejamento, pois esse é o passo que vem depois de estabelecer as metas. A casa e a vida precisam estar organizadas de uma maneira que favoreça tudo isso que estamos trazendo ao longo desta obra: cozinhar, comer quando a fome vem, se alimentar em um ambiente agradável e com tempo. Se não, as metas todas parecerão pura utopia.

No próximo capítulo vamos falar um pouco mais sobre o fato de que o ambiente é decisivo para nos alimentarmos de forma plenamente atenta.

OS DESAFIOS DO INÍCIO

Duas coisas podem atrapalhar bastante em um primeiro momento: a pressa e a autocrítica. E elas precisam ser colocadas diante de dois princípios do mindfulness que agora você já conhece: a paciência e o não julgamento.

Correr pressupõe um lugar a chegar... e já vimos que esse não é o objetivo aqui. Portanto, é preciso estar atento para que a ansiedade e a vontade de acelerar o processo não o boicotem. Já pensou em fazer uma "dieta maluca", como um jejum ou um *detox* de notícias? Isso mesmo, um dia ou pelo menos algumas horas sem conferir jornais, sites e grupos de WhatsApp. Sabemos que nossa exposição às mídias hoje é excessiva, e diversos autores apontam que isso gera uma baita ansiedade. Especialmente quando a informação que nos chega é ruim, triste, de sofrimento, nós também experimentamos uma espécie de sofrimento – basta ver o que aconteceu coletivamente durante a pandemia. Esse efeito pode interferir na nossa alimentação. Fica o convite para experimentar: veja como se sente depois de um tempo sem entrar em contato com conteúdos que chegam de tantas partes.

Esteja vigilante também à autocrítica. Ela se manifesta em pensamentos negativos em relação a você mesmo, seguidos da sensação de fracasso. Pergunte-se: "Estou sendo tão paciente comigo como eu seria com outra pessoa passando pelo mesmo tipo de situação?". Falaremos mais sobre a autocrítica e a importância da autocompaixão no Capítulo 13.

Elaboramos um guia para você se desafiar e colocar em prática o comer com atenção plena. Talvez não seja possível fazer tudo de uma vez, mas escolha os passos em que mais gostaria de melhorar e comece!

NOVE PASSOS PARA COMER COM ATENÇÃO PLENA

1. Reduza a velocidade
Por mais corrido que esteja o dia, procure criar condições para realmente fazer uma pausa na hora de comer. Com pressa é mais fácil perder a atenção e desrespeitar a saciedade. O total de tempo pode ser pouco, mas que seja de-va-gar.

2. Sente-se à mesa
Almoçar em pé ou no carro, deslocando-se de um lugar ao outro, não propicia uma atitude inteiramente presente – o celular e a TV também devem dar um tempo nesse momento.

3. Seja curioso
Olhe para o alimento e tente imaginar todo o caminho que ele fez para chegar até o seu prato!

4. Apenas coma
Concentre-se no que está fazendo e se mantenha atento ao aroma, à textura e ao sabor dos alimentos.

5. Observe-se
Perceba as emoções, sentimentos e sensações que podem surgir durante a refeição.

6. Coma o suficiente
Pergunte-se algumas vezes: de 0 a 10, qual é o meu grau de saciedade? Além disso, permita-se parar ao perceber a saciedade, mesmo que ainda tenha comida no prato.

7. Coma sem culpa

Além de interferir no prazer, a culpa aumenta o comer desatento. Este é um momento de desfrute; permita-se aproveitar cada garfada.

8. Treine

O comer com atenção plena deve ser exercitado com regularidade para se tornar um hábito.

9. Agradeça

Mesmo em silêncio, é possível agradecer a quem preparou aquela comida, seja você, alguém de sua casa ou do restaurante. Agradeça a oportunidade de estar diante de um prato de comida, de poder alimentar e nutrir seu corpo com amor e cuidado.

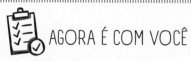# AGORA É COM VOCÊ

No dia a dia

Além da hora de comer, aproveite para exercitar a atenção plena a qualquer momento, enquanto realiza suas atividades corriqueiras. Comece sempre prestando atenção à sua respiração e ao seu corpo. Como eles estão? Então se abra para perceber como a cada segundo tudo é diferente:

- Ao caminhar

Coloque o foco da atenção nos seus movimentos, em cada passo. Você pode usar tanto o próprio caminhar como âncora, ou seja, como foco da atenção, quanto o caminho e tudo o que ele inclui, seja em casa, no seu local de trabalho ou na rua. Perceba que, antes de cada passo, você coloca uma intenção de se direcionar para algum lugar. Essa intenção pode ser treinada e aplicada na alimentação. Você pode aprender a se direcionar para os hábitos que deseja para você.

- Ao tomar banho

A experiência sensorial com a água é um bom exercício, porque traz a atenção para o corpo. Vale também para a hora de escovar os dentes ou passar um creme. Aguce os sentidos para perceber o contato da água na pele e mantenha o foco na experiência do presente.

- Em outras atividades da rotina

Quando você lava louça, varre a casa, leva o cachorro para passear, arruma uma gaveta ou descasca batatas, a mente pode querer divagar – quem nunca se ocupou pensando na lista de afazeres do dia a dia enquanto faxina a casa? Procure colocar a atenção em todos os seus sentidos na atividade, no aqui e agora, em estar pleno e inteiro no que estiver fazendo.

Checklist do que falamos neste capítulo. Pratique!

- Registrar suas metas.
- Fazer um jejum de notícias.
- Visitar um produtor local de alimentos ou ir à feira.
- Convidar alguém para cozinhar junto ou cozinhar para alguém.
- Praticar atividades diárias com atenção plena.

Animado e preparado para começar a traçar algumas metas? Vamos lá!

O que você gostaria de mudar na sua alimentação? Defina um objetivo pensando positivo e sendo bem específico (o que vai ser, como, com quem, onde). Determine um tempo para cumprir esse objetivo – uma semana, um mês, três meses – e não desanime. Pergunte-se como você vai se monitorar para saber se está atingindo o seu objetivo. O que vai mudar se você o atingir? Quais os principais desafios para chegar lá? Então, faça um resumo de um parágrafo com todas essas informações e coloque em um lugar visível como a porta da geladeira, o espelho do banheiro ou sua mesa de cabeceira.

Veja um exemplo: a meta é comer mais frutas. Para deixá-la de acordo com a proposta das metas (mensurável, específica, temporal, atingível, significativa), você pode definir:

Minha meta será: comer duas porções de frutas por dia, uma de manhã e uma à tarde; vou colocar um alarme no celular para me lembrar e também vou aos domingos no supermercado comprar as frutas de que eu gosto para a semana; vou me monitorar e anotar no meu bloco de notas o meu consumo por um mês; quero aumentar o consumo de frutas porque gosto muito, mas perdi o hábito de comê-las e porque quero melhorar meu intestino, então será muito bom comer mais fibras!

Agora você!

Minha meta	
Meta	
Passos	
1	2
3	4
Prazo:	
Resumo:	

Minha semana	
Meta	
Micrometa	**Passos**
	☐
	☐
	☐
Data limite:	☐

7
Mudar o ambiente para comer melhor

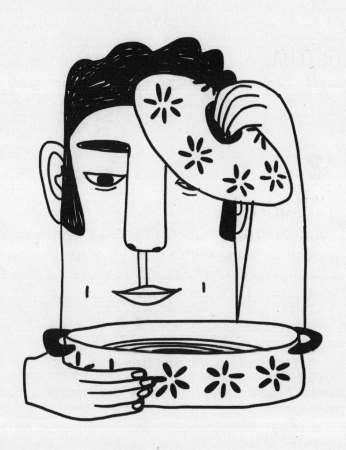

PERCEBA
A sua cozinha estimula você a frequentá-la e a se aventurar em velhas e novas receitas?

REFLITA
Qual foi a última vez que você fez da refeição um ritual completo, cozinhando sua comida e se sentando à mesa?

EXPERIMENTE
Faça uma limpeza na geladeira e nos armários, monte uma lista de compras com alimentos diferentes ou que estão faltando, caminhe pela feira ou supermercado e arrisque usar um tempero novo.

QUANDO O ASSUNTO É MUDAR a maneira de se alimentar, a maioria das pessoas logo pensa na comida: o que e quanto comer. Mas você por acaso já sentiu ou notou como o ambiente pesa nas escolhas alimentares? Em um restaurante, por exemplo, repare como você se alimenta quando o ambiente é agradável, tem iluminação e temperatura adequadas. Ou quando o espaço está cheio de gente e ruído por todos os lados. Isso muda a velocidade com que você come? E a quantidade? E na sua casa, você já comeu com vista para a pilha de louça que não deu tempo de lavar? Ou levou o prato para o sofá da sala porque a cozinha estava uma bagunça?

Para um comedor mindful, é importante dedicar algum tempo e atenção à estrutura da própria casa. Desde o momento das compras até a hora de sentar para comer, facilita muito ter organizado e preparado o ambiente para que ele inspire um comer mais atento. Com um planejamento mínimo, você não será pego de surpresa quando a fome vier e terá a casa como aliada para não entrar no piloto automático e sair comendo qualquer coisa que aparece na sua frente. Acredite: você vai agradecer a si mesmo por ter pensado em alguns detalhes.

Digamos que preparar o ambiente é um fator de cuidado e respeito ao novo "comedor" que você está se tornando. É um aliado contra o hábito de pular refeições ou de trocar um almoço por qualquer coisa disponível na lanchonete mais próxima. É pensar com carinho no momento da refeição em vez de simplesmente pedir um delivery e devorá-lo à mesa de trabalho. Até porque, na hora da fome, o instinto é procurar o mais fácil, rápido e prático, o que está à mão – e o mais fácil pode ser comer em paralelo às atividades do dia a dia. Muitos pensam: por que parar para comer se eu posso fazer as duas coisas ao mesmo tempo? Podemos mesmo? Sim, mas não será com atenção plena!

Queremos, portanto, convidá-lo a olhar para a sua casa com curiosidade e entender como é possível tornar a cozinha, a despensa e a mesa das refeições locais acolhedores e que favoreçam uma alimentação atenta. Esses espaços não precisam estar perfeitos, mas talvez possam ser melhores do que estão hoje. O mesmo vale para outros ambientes em que você come com frequência – mesmo no local de trabalho, dá para cuidar de alguns detalhes a fim de tornar o momento da alimentação mais propício à atenção e ao desfrute.

FAXINA GERAL

Sabe aquela limpeza que a gente faz de tempos em tempos no guarda-roupa, na garagem ou no quartinho da bagunça? A cozinha e a despensa também precisam de uma dessas. Primeiro, veja o que tem ali. Quando o espaço está em uso, ingredientes e utensílios circulam mais e a gente naturalmente fica sabendo o que vai vencer, o que quebrou e o que precisa ser reposto. Mas, se a cozinha anda meio parada, separe um tempinho para jogar fora aquele fermento cujo prazo de validade expirou, para saber quais temperos você tem, checar o estado da frigideira ou da panela de pressão... E quais utensílios nos fazem falta.

O mesmo raciocínio se aplica à geladeira: vasculhe os cantos, gavetas e prateleiras e jogue fora o que não será consumido ou já venceu. No congelador, em especial, sempre tem alguma coisa esquecida. Limpar é um processo que nos conecta. A limpeza em si já dá uma sensação agradável, além de ajudar a criar uma relação mais íntima com os lugares em que a comida será preparada e consumida. Quanto mais você cuida desses ambientes, preparando o entorno, mais vai sentir vontade de estar neles, cozinhando e comendo.

A ordem, portanto, é remover e limpar. Talvez jogando algumas coisas fora você sinta que está desperdiçando ou não contribuindo com o planeta, mas saiba que essa limpeza, na verdade, vai permitir justamente que você se organize mais e, assim, evite desperdícios futuros.

O QUE TEM DISPONÍVEL

O espaço está intimamente ligado com a oferta de comida. Essas duas coisas devem caminhar juntas. Se você tem em casa alimentos frescos, se deixa uma salada lavada, uma fruta picada, é isso que vai encontrar quando a fome bater, e é esse tipo de alimento que vai comer. Se você só tem pacotes de biscoitos e doces à vista, a tendência é que sejam essas as prioridades do seu cardápio, principalmente naquele momento que volta para casa supercansado, em busca de uma recompensa e sem energia para cozinhar algo mais elaborado.

Para não cair nessa armadilha, comece pelas compras. A visita à feira, ao hortifrúti ou ao supermercado deve se tornar parte da rotina. Talvez não funcione para você pensar em uma compra mensal. O que convém, inclusive para não desperdiçar comida, é fazer vários *pit stops* na rotina a fim de reabastecer a geladeira e a despensa.

Lembre-se de que é possível trocar o sacolão pela sacolinha: o tempo de ir comer fora não é muito diferente do de comprar uma massa e alguns vegetais para preparar em casa. Sem falar que hoje podemos tirar proveito da tecnologia e da acessibilidade, fazendo, por exemplo, pedidos inteligentes de compras online.

A variedade nem precisa ser tão ampla. Esse conceito, aliás, suscita certa reflexão. Estudos mostram que a maior oferta de comida está ligada ao maior consumo. Numa sorveteria do tipo self-service, por exemplo, quanto mais sabores diferentes houver, mais sorvete as pessoas tenderão a colocar nos seus potes. Variedade é sempre bem-vinda, desde que você saiba usá-la a favor de refeições atentas, prazerosas e equilibradas.

COMECE A PENSAR NUMA LISTA DE COMPRAS COM NOVIDADES

Inclua:

- Uma fruta ou hortaliça que você nunca comeu.
- Vegetais de pelo menos três cores diferentes.
- Temperos e ervas (quem sabe um tempero para plantar?).

- Sementes (para dar crocância no pão, na salada ou na vitamina).
- Um item produzido por um conhecido ou por alguém da sua cidade – geleia, ovos, pão...
- Um alimento especial e gostoso – sua *comfort food*.

A ESCOLHA DOS UTENSÍLIOS

Pense na imagem de um jantar cotidiano em sua casa – a mesa, a posição dos pratos, talheres e copos, os recipientes em que a comida costuma ser servida e também a apresentação da comida. Esses detalhes todos têm influência sobre a maneira e a quantidade que você come e como se sente. A matemática é simples: utensílios grandes tendem a refletir em porções maiores. Se você faz uma panela de brigadeiro e está sozinho em casa, dificilmente vai comer uma colherada só. Além disso, a mesma quantidade de comida servida em um prato de diâmetro pequeno parecerá menor em um prato grande. Essa ilusão de ótica também pode nos levar a comer mais.

O mesmo acontece com as bebidas. Você já se perguntou quanto nos deixamos seduzir pelas porções grandes? Reduza o tamanho das suas tigelas e copos e observe o que acontece. Agora, se você não tem uma imagem da sua mesa de jantar porque ela se transformou em escritório ou porta-objetos, esse é um bom momento para resgatar a função original dela. Mesmo que também seja um espaço para trabalhar, dá para reorganizar a área e substituir *o* notebook por pratos e copos na hora de comer.

Agora, um recado que vale tanto para a casa como para o trabalho: se você come na frente do computador, está desconectado da refeição e do seu corpo. Mesmo que a vida esteja atribulada, dá pra parar alguns minutos e se perguntar: "De que forma eu posso estar mais presente aqui?". De garfo e faca na mão e com olhos, mente e coração no prato, ficará mais fácil encontrar a resposta.

Outro ponto importante diz respeito à sua cozinha: ela não precisa ser superequipada, cheia de equipamentos de última geração. Existem inclusive obras só com receitas que podem ser feitas com uma única panela. Mais importante que eletrodomésticos modernos e acessórios tecnológicos é ter o que você realmente usa e saber organizar o espaço. Aposte nos utensílios e recursos que aumentem a praticidade e que o impeçam de usar a preguiça como desculpa.

Para dar um exemplo, muita gente foge da cozinha só de pensar na quantidade de louça para lavar depois, algo que uma lava-louça poderia resolver. Se isso não é uma opção, vou dividir com você o que eu, Cynthia, aprendi com minha mãe: vai fazendo e lavando, assim parece que não sujamos nada.

UM RITUAL DIVERTIDO

Selecionar os ingredientes, cozinhar e montar uma mesa bonita para, então, sentar e comer é bem diferente de colocar um prato de comida para esquentar no micro-ondas, concorda? O ritual que precede e envolve o comer abre inúmeras possibilidades para aguçar os sentidos, estar presente e atento, para saciar os muitos aspectos da fome e nos satisfazer de uma maneira mais completa. E se o tempo é curto e o micro-ondas vai ajudar, sem problemas, mas coloque num prato legal e sente-se à mesa para comer.

Mudar o ambiente para comer melhor

Tudo isso pode ser aliado ao prazer e à diversão. A cozinha não precisa ser um ambiente tenso, associado ao cansaço e à obrigação. Procure reencontrar o interesse curioso e divertido pelas descobertas que podem ser feitas ao longo do processo. Invente, arrisque receitas novas e sabores pouco habituais para você, a família ou os amigos. Quando você experimenta fazer uma coisa nova e se esforça para isso, essa escolha promove satisfação e ganha significado.

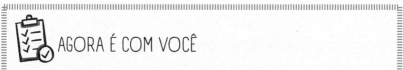 **AGORA É COM VOCÊ**

Checklist para ter um ambiente mindful

- Limpe e organize a cozinha.
  Vai ficar mais prático e prazeroso se aventurar dentro dela.

- Tire da despensa o que está vencido ou fora de uso.
  Isso facilitará enxergar o que você tem em mãos e o que precisa comprar.

- Faça uma lista de compras.
  Planejar-se para adquirir a comida ajuda a programar refeições mais atentas e nutritivas.

- Monte a mesa para comer.
  O ritual inspira a pausa necessária que a alimentação requer.

- Avalie o tamanho dos pratos e copos.
  Itens de dimensões menores nos dão a sensação de um prato mais farto e agradável ao olhar.

- Divirta-se preparando uma receita.
  Botar a mão na massa, testar e inventar combinações, sentir a textura e o aroma... tudo isso influencia a conexão com a comida. Em qual receita você vai apostar?

- Use a tecnologia na medida certa.
  Se você é conectado, uma sacada é baixar um aplicativo de receitas no celular. Mas se desafie a fazer; não fique só admirando na telinha.

8
Atenção plena na vida social

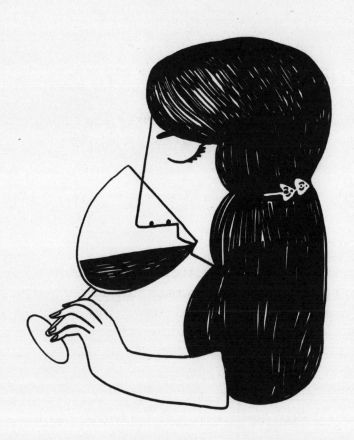

PERCEBA
Como você se alimenta em eventos sociais, nos encontros com os amigos e nas confraternizações do trabalho?

REFLITA
Nessas circunstâncias, você costuma se alimentar sem prestar muita atenção e acaba exagerando? Já parou para analisar passo a passo como e por que isso acontece?

EXPERIMENTE
Reconheça o espaço, as pessoas e os alimentos presentes nesses eventos e se prepare para fazer suas escolhas com mais calma e atenção antes de começar a comer.

SAIR PARA JANTAR COM FAMILIARES ou amigos, frequentar eventos de trabalho, fazer compras no iFood ou no supermercado... A vida está cheia de situações que se relacionam ao comer e que são parte da nossa rotina. Você já reparou ou já se perguntou como é possível estar mais atento e conectado também nessas horas? Nós acreditamos que a conexão e a percepção de si, dos próprios sinais e vontades, são processos muito individuais.

Observar e se questionar é fundamental para promover mudanças. Mas identificar o que gostaríamos de mudar não significa que a mudança seja um processo fácil e rápido. Nesse sentido, estar ligado a algumas ações na prática pode fazer bastante diferença. Por exemplo, quem já foi ao supermercado com fome sabe que é alta a probabilidade de fazer as compras guiado só pelo estômago e pela fome visual. Assim, percorrer as prateleiras e selecionar os alimentos para o carrinho quando você estiver saciado vai protegê-lo de fazer escolhas desatentas.

Dentro do mercado, uma dica é priorizar os corredores laterais. Isso porque os produtos *in natura* costumam estar nas extremidades. Quando começamos as compras, estamos mais dedicados e pacientes. Portanto, podemos escolher com curiosidade e atenção uma variedade de verduras, frutas, peixes, aves e carnes. Depois, a tendência é ter um pouco mais de pressa. E esse momento você pode deixar para as outras fileiras do mercado. Aliás, sempre que puder, dê preferência à feira ou ao hortifrúti, onde a variedade de produtos frescos e naturais é ainda maior. Todos esses detalhes podem parecer mínimos, mas acabam interferindo na quantidade, no modo e no tipo de alimento que você vai consumir.

Dá para aplicar uma lógica parecida aos eventos sociais. Alguns detalhes podem ajudá-lo a comer com atenção plena e mais consciência. Visualize a cena: fim de ano, a turma do trabalho reunida no bar escolhido para celebrar as conquistas dos últimos meses e as férias que virão. Todos se sentam em uma mesa comprida e, enquanto você bate papo com alguém do lado, antes de pedir o cardápio, um chope é colocado pelo garçom diante dos seus olhos. Você brinda e bebe por puro impulso; afinal, mal deu tempo de pensar, que dirá decidir o que comer ou beber. Acontece, não é verdade? Se bobear, em pouco tempo haverá um petisco sobre a mesa, uma porção que alguém sentado lá na outra ponta pediu e que não necessariamente é o que você gosta ou está com vontade.

Talvez nesse dia você quisesse um drinque diferente, um sanduíche, ou talvez nem estivesse a fim de nada além de uma conversa agradável. Na empolgação, porém, não se deu conta. Não é à toa que muitas pessoas que fazem dietas restritivas acabam evitando frequentar eventos sociais. Para elas, controlar a vontade e não se deixar levar pelo contexto pode ser bem desafiador.

Mas de que maneira nós, que não queremos evitar nada por medo ou regras e sim desfrutar do que gostamos com equilíbrio, podemos resgatar a conexão com o próprio corpo e a atenção em uma situação dessas? Uma estratégia é ficar em silêncio e fazer uma respiração profunda antes de entrar no bar. Outra é pedir uma água assim que chegar. A garrafa e o copo ocuparão o lugar do chope enquanto você vê o cardápio com calma e avalia a sua fome e sua vontade.

Ao notar que você já pediu algo, aquele colega que, na melhor das intenções, quer definir o pedido do restante da mesa provavelmente não pedirá nada por você. E, ao beber um pouco de água, também será mais fácil de diferenciar se você tem fome e sede e quanto. Isso pode ser feito de maneira mindful, sem dizer uma palavra e sem que ninguém perceba, resgatando a sua presença e as suas vontades reais. Não quer dizer que você precise se ausentar das conversas ou algo assim. É mais um auxílio para se dar o tempo necessário e não ser engolido pela cena enquanto ela se desenrola.

Outra situação que remete ao que estamos ponderando aqui ocorre quando vamos apreciar um vinho com quem entende do assunto. Visualize: primeiro se faz uma análise do menu com cuidado, levando em conta vários aspectos. Na sequência, pode-se trocar uma ideia com o garçom ou o *sommelier*. Ao selecionar a garrafa, faz-se então uma pequena degustação. Depois, todos à mesa observam o momento em que o garçom serve as taças. Aí vem o momento do brinde. Ao dar o primeiro gole, contempla-se a bebida em todos os seus aspectos: a cor, a temperatura, o cheiro, o sabor... Eis que então as pessoas trocam suas impressões sobre o vinho, comentam sobre a procedência da uva, alguma história ligada àquele tipo de bebida.

É um ritual completo, não é mesmo? E que pede atenção. Pense agora no que podemos aprender com ele e nos ensinamentos uma situação como essa transfere para outras situações em que os comes e bebes fazem parte de um contexto social.

Já falamos sobre algumas maneiras de preparar a casa para não ser pego desprevenido pela fome. Só que, ao contrário da sua casa, em lugares públicos não se pode escolher, por exemplo, manter a porção de batata frita fora do alcance da vista. Nessas horas é bom mudar de estratégia. No restaurante ou em um jantar na casa de amigos, a tendência é se adaptar ao ritmo das outras pessoas em vez de respeitar o próprio tempo.

Uma ideia nesse caso é esperar para começar a comer só depois que todo mundo já começou. Se a ocasião exigir que você adapte o seu ritmo, baseie-se na pessoa mais devagar da mesa, não na mais rápida. Procure também olhar ao redor, perceber o ambiente, trazer a sua presença para o espaço antes de colocar a comida no prato. Aliás, nas situações em que há aperitivos ou mesas do tipo self-service, busque sempre que possível pegar um prato e colocar nele o que você acha ser suficiente para suprir a sua fome (basta fechar os olhos rapidinho e se perguntar a sua nota de fome naquele momento) e vontade de comer, mesmo que depois repita.

Quando você fica beliscando uma coisa lá outra cá, é mais difícil manter a atenção no comer e ter a percepção do quanto e do que você estava comendo, podendo deixar escapar o ponto da saciedade. Em resumo, avalie antes de comer – não durante nem depois – qual é o tamanho da fome e quanto de comida será necessário para supri-la.

No cardápio não haverá opções certas e erradas; o importante é se perguntar o que você gostaria de comer que atenderia à sua fome. Avalie se é o momento de comer aquele alimento, se será confortável para você – como você se sentirá ao comer uma moqueca completa se logo mais terá um aniversário de criança com lanchinhos ou se, na sequência, dará um passeio de bicicleta? Lembre-se de que está fazendo escolhas o tempo todo e de que tudo bem escolher o que quer que seja, desde que tome a decisão com atenção e assuma a responsabilidade por ela. Uma vez que a comida é servida, aprecie seu frescor, seu aroma e suas cores. Se estiver em um restaurante, não se esqueça de que pode voltar outro dia. Não dá para comer tudo o que a gente gosta de uma vez só, certo?

Um clássico da desatenção e dos excessos são os churrascos, os coquetéis e as festas em que a comida é servida em bandejas que passeiam diante dos nossos olhos. Uma conversa aqui, um salgadinho ou queijo coalho ali, um cumprimento acolá, mais um petisco... E assim seguimos horas confraternizando, bebericando, beliscando...

Nossa sugestão é que você escolha um determinado período de tempo da festa para comer. Chegue, cumprimente, converse e, quando julgar propício, dê um pouco mais de foco às ofertas de comida. Dessa forma você inclusive terá tido tempo de ver o que exatamente está sendo servido, para escolher o que deseja comer. Quando estiver saciado, pode voltar o foco principal ao social e deixar que as bandejas flutuantes sejam apenas pano de fundo.

Qualquer que seja a situação, é sempre possível encontrar um equilíbrio e não sair com a sensação de ter perdido a atenção. Às vezes, a associação entre os eventos e o exagero na comida é tão grande que a pessoa já sai de casa preparada e predisposta a se deixar levar, a se desconectar de si mesma. E é o famoso momento do "vou jacar", do "dia do lixo"... Nós, autoras, não concordamos com essa prática nem damos espaço a ela em nossas vidas. Afinal, ela reforça o registro de que as outras pessoas e os ambientes são os responsáveis pelo que botamos no prato, o que não é verdade.

Atenção plena na vida social

 AGORA É COM VOCÊ

Manual prático

Use a lista a seguir para desfrutar das refeições em momentos sociais e melhorar suas habilidades como um comedor mindful. Depois de comer, marque aqui quais tópicos fizeram parte da sua experiência e anote as suas impressões.

- Fiz um *check-in* antes de entrar no ambiente da confraternização: respirei profundamente, avaliei minhas sensações e desejos.
- Escolhi um restaurante novo para apreciar a culinária, olhei o cardápio com curiosidade antes de escolher meu prato e apreciei cada garfada.
- No momento de escolher o vinho, segui todo o ritual: análise da carta, escolha do rótulo, degustação inicial, brinde, observação das sensações que a bebida traz ao paladar e troca da experiência com as outras pessoas presentes.
- Recusei o *couvert* do restaurante logo de início para entender se realmente precisava dele, se preferiria uma entrada especial ou se não seria melhor ir direto para o prato principal.
- Consegui estabelecer um horário específico no coquetel ou no *coffee break* do evento para comer, comecei e parei, de forma atenta.
- Na casa de amigos, quando serviram o jantar, fui o último a me servir, e aproveitei o momento em que todos estavam eufóricos sobre o que colocavam no prato para observar e refletir sobre as minhas vontades e a minha fome.
- Fui ao supermercado após fazer uma refeição e investi a maior parte do tempo nos corredores laterais, apreciando

os diferentes tipos de vegetais e frutas e incluindo alguns novos itens no carrinho. E levei uma lista para percorrer a mercearia de maneira mais objetiva.
- Visitei uma feira de alimentos orgânicos para apreciar e avaliar a diferença em relação aos produtos convencionais.
- Recebi pessoas em casa e ofertei um cardápio bem fresco que eu preparei.
- Experimentei brincar e inovar: fiz uma receita e pedi que os meus convidados ficassem de olhos fechados e adivinhassem o que estavam comendo.

Para desacelerar... e desfrutar

- Apoie os talheres entre as garfadas.
- Experimente comer com a sua mão não dominante (a esquerda para os destros e a direita para os canhotos).
- Coma uma refeição normal com hashis, palitos usados como talhes na comida japonesa.
- Feche os olhos enquanto saboreia a comida.
- Observe a sua respiração entre uma garfada e outra.

9

Mas o que comer?

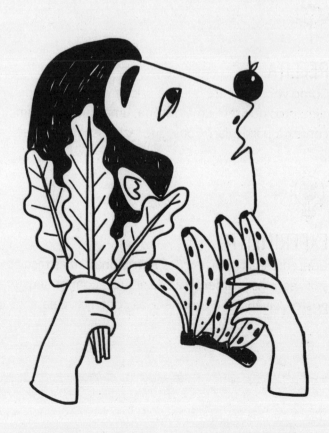

PERCEBA
A sua alimentação é variada em cores, sabores, texturas, combinações? Isso traz significados e sentidos para você?

REFLITA
Como você se sente quando prioriza o consumo de alimentos que têm uma história, uma cultura ou um contexto particular? Consegue fazer isso mais vezes?

EXPERIMENTE
Contemple as informações nutricionais, mas faça as suas escolhas alimentares de acordo com os seus gostos, vivências e experiências com a comida.

JÁ ENFATIZAMOS ALGUMAS VEZES A noção de que, para ser um comedor mindful, nada é proibido. Sem preconceitos nem idealismos, qualquer comida pode ter seu espaço em uma rotina alimentar equilibrada. Conforme aprendemos a nos guiar por nossos sinais internos de fome e saciedade, naturalmente vamos percebendo o que, como, onde e quanto comer será melhor para nós em determinado momento, considerando todos os elementos internos e externos que vimos que nos influenciam. Mas não deixa de ser importante ter algumas noções de nutrição. Vamos falar sobre isso agora.

Gostaríamos de lembrar que, sim, os alimentos têm valores nutricionais diferentes e devemos zelar por um consumo adequado e equilibrado. No entanto, devemos considerar esses pontos sem atribuir um valor moral aos alimentos, ou seja, sem fazer distinção entre o que é certo ou errado, o que é melhor ou pior, mas buscando um equilíbrio. A escolha de um pastel, por exemplo, deve estar contextualizada: talvez não seja a melhor ideia para o café da manhã, mas pode ser a melhor opção no almoço do meio da semana, quando a feira livre acontece na rua do seu escritório.

O interessante aqui é equilibrar as noções de nutrição com a sua experiência pessoal. Por exemplo: por mais que cada corpo funcione de um jeito, sabemos que muitas horas sem comer seguidas de um *fast-food* ou de um churrasco podem não cair bem e sobrecarregar o organismo. Mas isso você mesmo pode notar na prática. É possível que sinta algum desconforto no estômago, mal-estar ou muito sono depois de comer, sinais de que o tipo de comida ou a quantidade ingerida talvez não tenham sido adequados para você. Um comedor mindful é capaz de fazer essa autoavaliação e, intuitivamente, se orientar pelo que sente e percebe, norteado pelo seu próprio bem-estar. E isso vale mesmo diante de uma refeição que promove um estado mais desatento, como um tremendo churrasco.

Não vamos falar de contar calorias ou nos balizar pelo teor de nutrientes. Tudo isso nos desconecta de alguma forma dos nossos sinais internos. O próprio *Guia alimentar para a população brasileira*, do Ministério da Saúde, criado a partir de estudos experimentais, clínicos, populacionais e antropológicos, baseia suas recomendações em tabelas e porções, mas orienta para uma alimentação adequada e saudável, levando em consideração aspectos culturais, sociais, econômicos e ambientais. Mas acreditamos, sim, que pode ser útil entender o que priorizar na sua alimentação de maneira geral e os porquês. Afinal, nós duas somos nutricionistas e sabemos que uma alimentação de qualidade pode trazer muitos benefícios para a saúde.

Uma orientação básica é resgatar alimentos frescos e *in natura* como a base da alimentação. Procure incluir no cardápio uma variedade daquilo que vem da terra e que chega ao seu prato sem sofrer muitas alterações: frutas, legumes e verduras e mesmo os cereais e leguminosas (arroz, feijão, lentilha etc.). Alimentos e preparos muito elaborados, industrializados ou mesmo feitos em casa e que em geral usam uma porção de ingredientes, incluindo excesso de açúcar e sal, alteram nosso paladar – sem falar que o exagero pode contribuir para problemas como obesidade e diabetes. E não queremos um paladar monótono, que sempre pede mais sal e açúcar, mas sim um gosto treinado para a diversidade, certo? Repare: pouco variamos os temperos, mesmo sabendo que há uma infinidade deles que podem ajudar no sabor de uma receita, bem como substituir parte do sal ou do açúcar.

Tem mais: entendemos que a alimentação hoje, principalmente a processada, é pensada para atender ao desejo de praticidade do consumidor. E o fato é que todos nós corremos no dia a dia. A palavra-chave aqui é organização. Eu, Manoela, atendo pacientes seguidos, mas priorizo deixar o intervalo do almoço livre, com tempo suficiente para ir para casa comer com meu filho, Antonio, todos os dias. Não abro mão desse tempo, pois é nessa hora que conversamos e compartilhamos uma refeição. Se você não consegue comer em casa, uma sugestão é pelo menos alguns dias levar uma marmita com comida caseira. O importante, repetimos, é o planejamento. E a importância que se dá a cada um desses momentos...

Já eu, Cynthia, tenho uma vida muito diferente a cada dia. A rotina de executiva consome. Foi quando nasceu Tomás, meu filho, que eu revi por que e como dar prioridade às refeições. Pelo menos uma refeição principal, além do café da manhã, nós fazemos juntos. Nessas ocasiões nutrimos o cuidado com o preparo e com os alimentos. Eu apresento muito do mundo da alimentação para o meu filho, mas o Tomás come brócolis não porque tem betacaroteno, e sim porque é crocante, tem formato de "arvorezinha" e fica gostoso porque eu o refogo no alho. Isso eu aprendi com Maria Luiza Petty, nutricionista e defensora de uma alimentação mais intuitiva para crianças.

Sabemos que o consumo de produtos muito práticos pode contribuir para um comer desatento. No entanto, embora eles devam ser ingeridos com moderação em quantidade e frequência, entendemos que só a demonização e a proibição dos industrializados não fazem as pessoas deixarem de consumir, assim como colocar uma postura radical que reforce as ideias de bom e ruim. É possível encontrar um equilíbrio consciente entre praticidade e saúde, evitando, assim, a carga de culpa. E isso tudo vai depender do contexto em que se come.

Comer um "pacote" de um alimento pode ser uma situação de desatenção, descuido e exagero como também pode acontecer esporadicamente e dentro de um contexto de prazer e atenção, sem precisar ser o "pacote" inteiro, especialmente se nas próximas refeições vou voltar à minha rotina e comer alimentos frescos. Isso muda completamente a conotação que damos ao "pacote", não é?

Sempre que arriscamos cozinhar, automaticamente despertamos a atenção, uma vez que os processos (seleciona, pica, bota na panela, mexe o conteúdo lá dentro...) nos deixam conectados. Cozinhar e fazer outras coisas ao mesmo tempo é difícil. Por si só, cozinhar tem um aspecto mindful, pois nos chama para o momento, o passo a passo. E é por isso que reforçamos o convite para que você cozinhe mais. Quem prepara a comida com frequência e de forma prazerosa, torna-se um comedor mais mindful e intuitivo.

Algo bacana para quem quer se arriscar mais no dia a dia da cozinha, e que recomendamos muito, é o uso de ervas e temperos, tanto secos como frescos. Não apenas pensando nas propriedades e benefícios para o organismo, mas como uma maneira saborosa de despertar os sentidos.

Mas o que comer?

Perceba: são focos diferentes. Você pode se abrir para incluir novos sabores na sua rotina alimentar. Por que escolher sempre a salsinha se temos à disposição manjericão, tomilho, sálvia, alecrim, hortelã...? Por que ficar só no refogado de alho com cebola quando se pode experimentar páprica, noz-moscada, cúrcuma, cominho ou cardamomo? São tantas as possibilidades de harmonização! Esses ingredientes contribuem inclusive para equilibrarmos o uso de sal e açúcar, assim como óleos e gorduras, na hora de preparar nossas receitas.

Aliás, mais do que consumir, você pode cultivar algumas dessas ervas. Isso é perfeitamente possível, inclusive em um apartamento pequeno, talvez na janela da cozinha. Colher uma pimenta fresca cuidada por você e cozinhar com ela dá prazer e significado especiais ao ritual de preparar e comer.

Lembremos outra vez das avós, que pilavam folhas e sementes para extrair seus aromas e sabores. Como elas se guiavam, de que forma combinavam feijões, cereais, raízes, farinhas, legumes, castanhas, carnes e ovos em cada refeição? Talvez, inspirado nelas, você possa dar preferência à comida feita na hora, ao arroz com feijão, aos refogados de legumes e às sopas, por exemplo. Muitas famílias guardam livros de receitas ou ensinam modos de preparo de uma geração a outra. Essa pode ser uma maneira de ressignificar o comer, de se conectar e valorizar a sua própria tradição cultural.

Lançamos o desafio: procure um livro de receitas da sua família, escolha uma delas e mão na massa no final de semana! Se sentir dificuldade, que tal ligar para a mãe, a avó, o pai, a tia...? Essa troca dará um significado especial àquilo que você estiver preparando.

O fato é que temos muito a aprender com os padrões tradicionais de alimentação, que se desenvolveram e foram transmitidos ao longo de gerações. Não é preciso ir longe para encontrar essa sabedoria, que chega até nós por meio dos alimentos e modos de comer regionais. Já se perguntou por que escolher só farinha de trigo se vivemos em um país que é um dos maiores produtores mundiais de mandioca e que tem nesse tubérculo uma importante tradição culinária e cultural? E a diversidade de frutas, legumes e verduras que encontramos em cada região do país, como aproveitar toda essa riqueza?

Talvez você possa ampliar o olhar para as muitas possibilidades de um único alimento. O abacate é um bom exemplo de fruta para a qual não se dava muita bola até alguns anos atrás. Veja de quantas formas podemos consumi-lo: cortado em fatias na salada, em um guacamole, batido com leite ou iogurte e cacau em pó na sobremesa... E olha que estamos falando de uma fonte de gorduras boas, estudada inclusive por seus efeitos bem-vindos ao sistema cardiovascular.

Não há, também, uma regra de quando e o que comer em cada refeição. O melhor para a maioria das pessoas geralmente é tomar o café da manhã nas primeiras horas depois de acordar, para estabilizar os níveis de açúcar no sangue. Sempre lembrando que não necessariamente funciona igual para todo mundo. Depois, a abordagem que estamos propondo aqui é se guiar pelas dicas que o corpo dá, principalmente em relação à fome e à saciedade. Talvez ajude saber que, perto do meio-dia, nosso metabolismo está em seu horário de pico. E, quando vamos desacelerando, perto do horário de dormir, ele tende a reduzir.

Como seria possível para você aproveitar melhor o momento em que o corpo processa o que a gente come com mais velocidade? O que seria mais adequado comer perto desses horários? E o que convém comer, por exemplo, no jantar, quando o organismo já está desacelerando? Há uma diferença importante entre a proibição e a conveniência, já que a segunda inclui nossa parcela de bom senso e de responsabilidade nas escolhas.

Uma escolha cuidadosa dos alimentos leva em conta ainda o impacto das formas de produção e distribuição. O meio ambiente está sendo preservado? As pessoas envolvidas na cadeia produtiva têm remuneração e condições de trabalho justas? Não vamos sugerir que você coma apenas alimentos orgânicos, mas que tal experimentar o mesmo vegetal nas versões orgânica e convencional e ver se nota alguma diferença entre eles?

AGORA É COM VOCÊ

Atitudes para ter uma alimentação mais balanceada

- Priorize alimentos *in natura* e dê preferência a refeições coloridas e variadas.
- Resgate formas de preparo, receitas de família e combinações feitas pelas mães, pais, avós e bisavós.
- Cozinhe algo diferente e nutritivo para alguém.
- Use ervas e especiarias para cozinhar, uma maneira inclusive de depender menos de sal e açúcar.
- Inclua castanhas, nozes e amêndoas na alimentação – trata-se de uma ótima opção, caso você goste, para um lanche da tarde.
- Valorize ingredientes regionais, mas abra a mente e o paladar para itens de outras terras e culturas.
- Avalie a diferença entre o mesmo alimento de origem orgânica e não orgânica e aproveite para meditar sobre o modo como ele foi cultivado.
- Mantenha-se hidratado.
- Se você tem filhos, procure fazer um exercício curioso: percorra com ele todo o caminho do alimento da terra ao prato.
- Evite refeições dicotômicas – churrasco pode ter salada, e salada pode ter batata palha em cima. E salada pode ser só salada! Não precisa ser extremista. Misturar e combinar alimentos deixa as refeições mais equilibradas.

10

Não é dieta! Emagrecer pode ser uma consequência

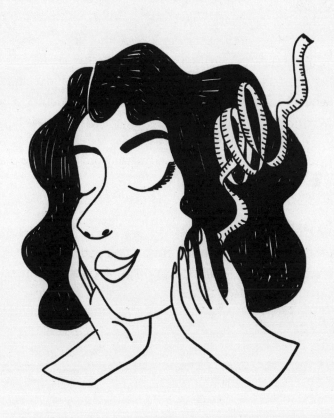

PERCEBA
Quais são as sensações físicas, os pensamentos e as emoções que surgem quando você tenta impor a si mesmo algum tipo de restrição alimentar ou seguir uma dieta?

REFLITA
Você faz suas escolhas alimentares considerando o que acha que deveria comer? Come para tentar manter o peso ou emagrecer?

EXPERIMENTE
Escolha o que vai preparar em casa ou pedir no restaurante sem se preocupar ou julgar o valor calórico ou nutricional do prato.

SABEMOS QUE A BUSCA DE muitas pessoas, inclusive ao comprar este livro, é emagrecer. É por isso que sugerimos, neste momento, uma pausa para refletir sobre tudo o que você já fez para emagrecer, todas as dietas e restrições. Se você continua nessa busca, significa que elas não funcionaram, certo?

O problema não é falta de força de vontade, mas o fato de que as dietas não funcionam em longo prazo – uma constatação baseada em evidências científicas. Sim, o desejo de emagrecer é legítimo e possível: a questão é como. Seguir regras externas não muda o comportamento alimentar. Pode ser que elas sejam seguidas temporariamente, mas é difícil sustentá-las.

O que realmente funciona e é sustentável é fazer mudanças que considerem as suas escolhas, o seu paladar, as suas emoções, a sua história de vida e o momento atual, além do que você deseja mudar tanto na alimentação como no estilo de vida – isso sim é mudança de comportamento e pode ter como consequência a perda de peso, entre outras coisas que certamente o deixarão mais conectado com o seu corpo.

O mindful eating é uma prática, um estilo de viver e de se relacionar com a comida. É respeitar suas escolhas alimentares sem julgamento, tratar o corpo com carinho e afeto, perceber e vivenciar cada experiência alimentar como algo único e flexível. Não é uma dieta, porque é inclusivo – não exclui nem restringe como a maioria das dietas. Para ser um comedor mindful, é preciso refletir e estar disposto a abrir mão da mentalidade de dieta.

Chamamos de mentalidade de dieta um conjunto de ideias pautadas no controle externo da alimentação e que determinam o que, quando e quanto você vai comer independentemente do que o seu corpo pede ou sinaliza. Em geral, esse controle se baseia em um ideal de corpo ou de saúde e nos afasta do prazer de comer, assim como do saber intuitivo que nos permite escolher livremente o que desejamos ingerir.

As prescrições restritivas ou autoimpostas – seja de um profissional da saúde, de um bate-papo na manicure ou de um influencer nas redes sociais – que levam as pessoas a pular refeições, fazer jejuns extremos, contar calorias e excluir grupos alimentares do cardápio podem ser perigosas. Pense na quantidade de dietas novas, jejuns e métodos de *detox* de que você ouviu falar nos últimos tempos! Em comum, todos esses planos têm um objetivo: emagrecer a qualquer custo. Porém, além de não serem sustentáveis, eles podem causar problemas emocionais, clínicos, transtornos alimentares e compulsão alimentar.

Muitas vezes essas práticas prometem ser rápidas, definitivas e até milagrosas. "Perca cinco quilos em uma semana", "Barriga chapada em um mês"... Eis seus mantras. Mas qual é exatamente a expectativa que se tem ao fazer esse tipo de restrição?

Muitas vezes o que se espera é emagrecer rápido demais. Como se comer salada durante três dias pudesse tornar alguém magro ou se comer um pastel engordasse imediatamente.

As pessoas têm seguido dietas sem se questionar, sem se perguntar se concordam com aquilo. Em vez de sair reproduzindo o que leu ou ouviu, talvez possa primeiro experimentar. O que acontece no seu corpo se você se alimenta apenas de frango grelhado e salada? Confira se é bom para você, avalie as suas motivações, apure se realmente faz sentido.

Se o objetivo é a perda acelerada de peso, cabe outra reflexão, dessa vez sobre a necessidade urgente de emagrecer. Se você acredita que precisa perder uns quilos, a primeira coisa a se perguntar é de onde vem essa crença. Ela surge a partir de algum tipo de comparação? Foi alguém que lhe disse isso? Ela é despertada pelo desejo de atingir um peso que acredita ser o ideal para você? De ter outro corpo? De entrar num vestido para um casamento daqui a três semanas? Nós compreendemos esse nível de ansiedade, mas convidamos você a pensar como foi a última vez que isso aconteceu. Qual o resultado? Você emagreceu? E depois?

O mindful eating é uma abordagem que conecta a mente, o organismo e as emoções, que propõe um estilo de vida mais atento e respeitoso consigo mesmo orientado pelos sinais internos e pela sensação individual de bem-estar. E por isso é essencial tratar o seu corpo com bondade e amorosidade, mesmo que ele esteja com uma forma ou um peso que você gostaria de mudar. Só mudamos o que respeitamos e cuidamos.

Ao contrário das dietas, nós não rotulamos alimentos como "engordativos", "viciantes", "low-carb", "certos" ou "errados". Nosso foco está na atenção, na presença e no autocuidado.

É importante ter claro que emagrecer pode, sim, ser um desejo seu e acontecer durante o seu processo, mas, se for a sua prioridade número um, talvez você não consiga se conectar com o seu corpo, com as suas vontades, com a sua fome e a sua saciedade – isso sim deveria ser a prioridade e o início do processo de mudança da sua relação com a comida.

Não há como negar que a busca pelo controle de peso tem sido uma constante nos consultórios dos nutricionistas, devido aos números crescentes de excesso de peso e obesidade no Brasil e no mundo. No entanto, estamos carentes de abordagens que deem conta de ajudar as pessoas a transformar essa realidade.

Estudos recentes sugerem que comer com atenção plena tem, sim, um impacto positivo na redução de ingestão calórica, na melhora das escolhas alimentares e na prática de atividade física, o que pode levar ao emagrecimento. Veja: o objetivo não é o impacto direto na balança, mas quando se muda o comportamento em busca do autoconhecimento e do equilíbrio, pode-se emagrecer. Perceba que essa linha de raciocínio em nada se assemelha às dietas da moda, que preconizam em primeira e última instância o emagrecimento custe o que custar.

Se o que estamos falando faz sentido para você, mas ainda há uma voz interna questionando "será mesmo que assim eu vou conseguir emagrecer?", pare e respire. Que tal experimentar? Só assim você poderá saber como o seu corpo e as suas emoções respondem a uma nova forma de comer.

Como mencionamos no Capítulo 2, as dietas não funcionam por vários motivos. Em primeiro lugar, já se sabe que a grande maioria das pessoas recupera o peso perdido em pouco tempo. Esse peso tem ainda a característica de ser recuperado na forma de gordura, como mostrou o Estudo de Minnesota, que nos anos 1940 avaliou homens americanos colocados em privação durante um semestre. É daí que vem o termo "obesidade pós-inanição": diante da privação, nosso organismo tenta se readaptar dando preferência à gordura para repor as suas reservas. Sabe-se também que, em resposta à privação, o corpo passa a reduzir o seu gasto de energia.

Mais que não funcionar, as restrições alimentares interferem nas sensações de fome, apetite e saciedade, que são os sinais internos mais importantes para nos alimentarmos de maneira conectada e balanceada. O que as dietas fazem é substituir a orientação interna por uma determinação normativa de fora. Em sua inteligência interna, o organismo tentará o tempo todo compensar a restrição calórica ou a perda repentina de peso, alterando o mecanismo de fome e saciedade; quando este está desregulado, aumenta a tendência às compulsões e aos transtornos alimentares. Dá para entender por que tanta gente fica estressada fazendo regime?

Entre a rigidez das restrições e o exagero, muitas pessoas acabam emagrecendo e engordando rapidamente, em um movimento cíclico que ficou conhecido como efeito sanfona. Fala-se muito no risco do excesso de peso para a saúde, mas é preciso lembrar que essa gangorra engorda-emagrece também contribui para problemas clínicos, porque leva, entre outras coisas, ao acúmulo de gordura visceral – a gordura interna, que reveste os órgãos e que não é aparente.

As dietas classificam os alimentos como bons ou ruins, dividindo-os entre os que engordam e os que supostamente emagrecem. Entram aqui ideias como a de que clara de ovo cria músculo, enquanto o açúcar está por trás do diabetes. Que alface é saudável e brigadeiro faz mal. Essa é uma mentalidade criada e validada socialmente, que pode estar internalizada sem que você se dê conta. É uma voz na sua mente dizendo que é preciso comer de determinada maneira, que não pode comer mais uma fatia da torta ou que carboidrato à noite engorda. Até que, cansado da rigidez das restrições, você se rende e pode até cair na compulsão. Sente raiva e desconta na comida, decide comer tudo o que vê para compensar o tempo de privação. E aí vem a culpa. Na verdade, existe uma falsa sensação de controle nas dietas, e, ao menor rompimento desse suposto controle, abre-se o caminho para o exagero.

Esse é um ciclo estudado e registrado pela ciência: a pessoa se sente insatisfeita com o corpo, come para se confortar, sente culpa, mas também se revolta com as regras autoimpostas, tem pensamentos de tudo ou nada e decide restringir a alimentação – o que acaba levando ao *looping* que vai da restrição ao exagero e perpetua um ciclo que se autoalimenta.

Além do esforço contínuo para negar as sinalizações internas e vontades, existe todo um desgaste emocional envolvido nesses sistemas de privação. Geralmente é insustentável seguir uma cartilha de regras externas em longo prazo, por isso quem faz uma dieta tem que lidar o tempo todo com a sensação de fracasso. Como se sente alguém que passa a maior parte do tempo acreditando que vai falhar?

Você há de concordar que, conscientemente, ninguém deseja viver assim. O problema é que muitas vezes a pessoa nem percebe esse padrão ou não encontra recursos para sair dele. O comer com atenção plena pode levá-lo a se observar dentro desse ciclo e a não ficar mais refém dele.

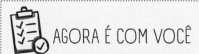# AGORA É COM VOCÊ

Para substituir a mentalidade de dieta...

- **Faça um histórico das suas dietas ao longo da vida**
Em um momento tranquilo, sente-se confortavelmente, feche os olhos e tente buscar os seus sentimentos em momentos de restrição, enquanto seguia as dietas que fez ao longo da vida. Anote as primeiras palavras que vierem à sua mente. Hoje, enquanto lê este livro, por quais sentimentos você gostaria de substituí-los? Escreva em post-its e cole essas anotações em um lugar de fácil visualização. Quando pensar em restringir, leia o que escreveu e procure se lembrar do sofrimento que já passou.

- **Fortaleça a conexão com os seus sinais internos**
Não ignore a fome: busque a saciedade, conecte-se às suas vontades e saiba que é possível atendê-las sem cair no exagero. O melhor é quando conseguimos juntar a fome com a vontade de comer.

- **Confie na sua intuição**
Em vez de buscar referências externas sobre o que comer, acredite de verdade no que o seu corpo pede e no que ele tem a comunicar. Torne-se um especialista em si mesmo. Se precisar de um profissional, que seja para estabelecer uma parceria e decidir junto com ele as mudanças na sua alimentação.

- **Tenha em mente que não existem alimentos heróis e vilões**
Eleger uma comida como salvadora da dieta ou excluir determinado alimento para a mesma finalidade costuma render frustrações em longo prazo: não só porque o objetivo não foi alcançado

como também pela perda de prazer propiciada por menus restritivos ou monótonos.

- **Pergunte-se se emagrecer é a sua maior motivação**
Esse é um indicador de que você ainda pode estar se pautando pela mentalidade de dieta. Se isso ainda for verdade, tudo bem, não se julgue. Mas talvez possa se abrir também para outras motivações e experiências, como se sentir bem e feliz com o que come, manter uma vida saudável e resgatar a conexão corpo-mente.

Então, o que comer?
Não existe um único prato "correto", uma única maneira, uma única receita. E são inúmeras as possibilidades de atender ao que a ciência da nutrição valida em termos de quantidade, qualidade e equilíbrio, de respeitar sua fome e ser gentil com seu corpo ao comer. Mesmo o *Guia alimentar para a população brasileira* não recomenda quantidades predeterminadas e chama os brasileiros para comer mais de acordo com sua cultura, convocando todo mundo a cozinhar com maior frequência.
Mostramos a seguir algumas combinações possíveis para facilitar o momento de escolher e montar o prato. Elas podem e devem se intercalar no dia a dia. Lembrando que o principal é eleger os alimentos respeitando as suas vontades, a sua fome e saciedade, sempre com atenção plena. Em resumo, fazendo uma refeição mindful.

Não é dieta! Emagrecer pode ser uma consequência

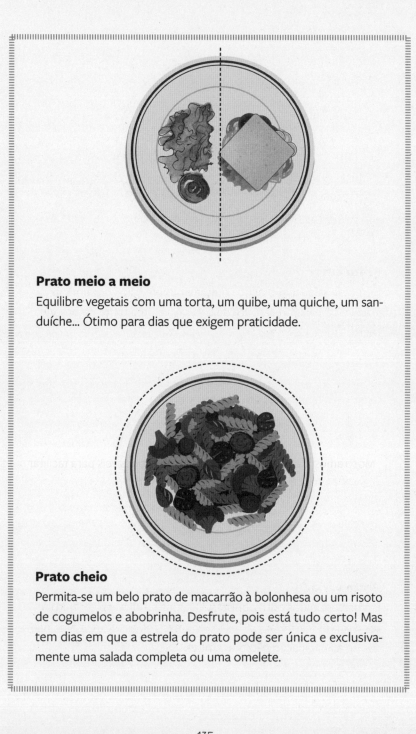

Prato meio a meio
Equilibre vegetais com uma torta, um quibe, uma quiche, um sanduíche... Ótimo para dias que exigem praticidade.

Prato cheio
Permita-se um belo prato de macarrão à bolonhesa ou um risoto de cogumelos e abobrinha. Desfrute, pois está tudo certo! Mas tem dias em que a estrela do prato pode ser única e exclusivamente uma salada completa ou uma omelete.

Mindful eating – Comer com atenção plena

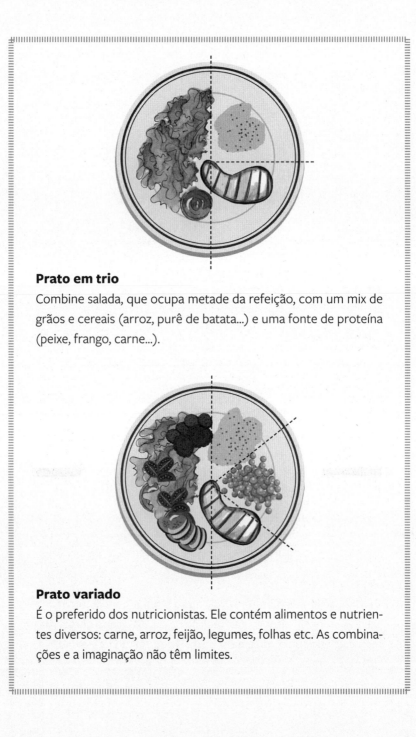

Prato em trio
Combine salada, que ocupa metade da refeição, com um mix de grãos e cereais (arroz, purê de batata...) e uma fonte de proteína (peixe, frango, carne...).

Prato variado
É o preferido dos nutricionistas. Ele contém alimentos e nutrientes diversos: carne, arroz, feijão, legumes, folhas etc. As combinações e a imaginação não têm limites.

11
O comer em família

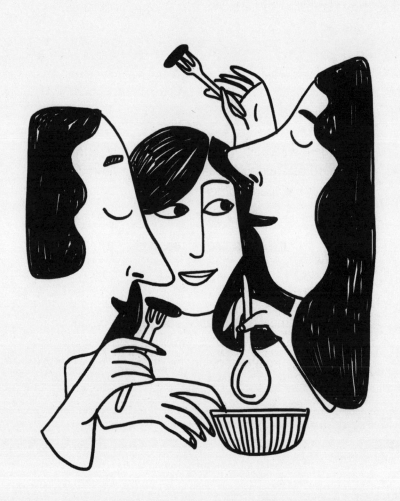

PERCEBA
Como você se sente quando se reúne com pessoas queridas em casa para cozinhar e compartilhar a refeição com elas?

REFLITA
Com que frequência você tem conseguido reunir a família ou os amigos na sua cozinha e se sentado à mesa com eles para comer?

EXPERIMENTE
Compartilhe mais refeições ao longo da semana. Se você mora sozinho, convide familiares, amigos ou vizinhos para um almoço, lanche ou jantar na sua casa.

DESDE SEMPRE O SER HUMANO se reúne para comer. Somos seres sociais: aprendemos compartilhando e observando uns aos outros. Nesse sentido, a mesa em que se come é um ponto de encontro privilegiado, um espaço de segurança, uma fonte de nutrição e celebração. Ou pelo menos deveria ser.

Atualmente, pressionadas pelas longas jornadas de trabalho e pela intensa agenda de atividades, as famílias têm dado menos atenção ao ritual de se juntar à mesa para as refeições. Hoje, tornou-se comum que em casas com dois ou três filhos cada um tenha um horário de jantar diferente ou, desfrutem de apenas uma refeição em casa, por exemplo. Muitas vezes, mesmo um casal sem crianças ou adolescentes em casa encontra dificuldade em conciliar os horários para comer junto. Por outro lado, algumas famílias têm no jantar o único momento em que podem parar e conversar sobre o dia ou simplesmente ficar juntos, ainda que em silêncio.

Quando conseguimos fazer isso, todo mundo sai ganhando. Diversos estudos mostram que a comensalidade, ou seja, comer e beber ao lado dos outros, não só estreita os nossos laços sociais como promove bem-estar e benefícios à saúde. Crianças e adolescentes que comem frequentemente com a família, por exemplo, apresentam mais qualidade e variedade alimentar do que aqueles que raramente se sentam com os pais para comer. O comer em família também tem sido associado a menos uso de álcool e drogas, melhor rendimento escolar e maior proteção contra transtornos alimentares. Além disso, se mostra a melhor circunstância para lidar, na prática, com as dificuldades relacionadas à alimentação, seja a restrição ou o exagero, bem como para se cuidar diante de condições como diabetes e alergias alimentares.

Não estamos falando de nos reunirmos apenas nos eventos comemorativos, que também são uma delícia. O ponto aqui é encontrar espaço para comer junto no dia a dia mesmo. A periodicidade é importante, mesmo que a princípio só seja possível um jantar por semana. É na rotina, afinal, que a intimidade se fortalece, os diálogos são processados e as trocas, consolidadas.

Não se trata de uma obrigação, de maneira alguma. A postura que sugerimos não é a de colocar um almoço em família na lista de afazeres da semana apenas para cumprir mais um dever. Pelo contrário, esses momentos devem despertar uma vontade legítima – sabe aquela sensação de, no final de um dia intenso de trabalho, se confortar com o fato de que haverá um jantar gostoso em família? Pois bem, esses encontros têm tudo para inspirar leveza, diversão e união. Procure incluir a refeição em família na rotina também como lazer, como parte da sua vida social. Esse é o intuito.

Se a sua referência de refeição em família inclui televisão ou computador ligados, pessoas se atropelando nas falas e discussões à mesa, talvez pareça confuso à primeira vista conciliar essa experiência com a proposta do mindful eating de estar atento a cada movimento interno, de comer pausadamente e de se conectar consigo mesmo. Mas vamos lembrar que comer com atenção plena também envolve ter consciência das possibilidades afetivas envolvidas em preparar e comer junto. Envolve fortalecer laços, cultivar a presença junto aos outros, olhos nos olhos.

Preparar uma comida para pessoas que amamos satisfaz de maneira mais profunda. A comida dentro do contexto da casa, permeada pelos laços afetivos, tem um significado diferente. Mais que matar a fome do estômago, acordar com um pão quentinho comprado de manhã cedo na padaria especialmente para nos agradar ou ganhar um chocolate com um bilhete suprem também outras necessidades.

Amor e cuidado são elementos sem os quais não é possível incorporar o mindful eating à vida. São ingredientes necessários para lidarmos com os pensamentos e as emoções que surgem quando nos exigimos comer de determinada maneira, para amaciar a rigidez e o perfeccionismo, para olharmos para nós mesmos e para os outros com mais compaixão. Nós comemos com pessoas com as quais nos importamos e nos importamos com as pessoas com quem compartilhamos nossa refeição. É uma troca que infelizmente temos valorizado pouco.

Quando você se propõe a olhar para a sua maneira de se relacionar com a comida e transforma o espaço da casa, os hábitos e a maneira de comer, é inevitável envolver a família nesse processo. Uma vez que começa a promover mudanças, a rotina da casa toda se altera. Para que todos na casa possam se tornar comedores mais conscientes, é importante vivenciar e associar os atos de preparar o alimento e de comer. Entender o processo e toda a alquimia que transforma um conjunto de ingredientes em um saboroso prato nos conecta com o alimento, uns com os outros e com o momento presente.

Devemos respeitar os horários dedicados às refeições. Embora haja imprevistos e exceções, a hora do almoço deve estar planejada para ser a hora do almoço, e não o momento de checar o e-mail, fazer as unhas ou correr no parque. Às vezes, na pressa das atividades cotidianas, é comum deixarmos a alimentação em segundo plano, quando na verdade comer deveria ser uma prioridade.

Que tal convidar seu companheiro(a) ou filhos para se aventurar na cozinha com você? Ou então dividir tarefas para que todos os membros da família se envolvam no antes e no depois da refeição, colocando a mesa ou lavando a louça na sequência, por exemplo? Os rituais costumam ter um local específico, que nesse caso será a mesa da cozinha ou a sala de jantar – não o sofá da sala de TV nem o quarto, por favor! Dê sempre preferência a esse lugar; permita que ele se transforme na referência de alimentação para todos.

Isso não quer dizer que vocês não possam comer uma pizza em frente à TV no domingo ou se sentar para ver um filme comendo pipoca. Talvez esses sejam inclusive rituais da família, momentos de proximidade e relaxamento. Quando esse for o programa, assuma que aquela refeição será menos atenta e curta a qualidade do momento sem se preocupar. De novo: não precisa criar "neuras" nem transmiti-las aos outros membros da família.

Lembre-se de que um café da manhã, um almoço ou um jantar compartilhados são também uma oportunidade de sermos uma família, além de pessoas que vivem sob o mesmo teto; uma oportunidade de nos nutrirmos e de cuidarmos uns dos outros. Isso impacta inclusive na qualidade do que você leva para casa a fim de montar as refeições – e, claro, na maneira como você se relaciona com a comida.

Uma experiência única, que marcou a mim, Cynthia, foi uma ocasião em que eu e Marle Alvarenga, nutricionista, estudiosa e amiga, autora do prefácio deste livro, trouxemos ao Brasil o psicólogo americano Paul Rozin, da Universidade da Pensilvânia, que pesquisa os significados do comer. O professor propôs uma experiência na qual topei embarcar. Em um célebre restaurante de São Paulo, Rozin agendou um menu degustação sem hora para terminar. Durante mais de quatro horas, fechamos os olhos e nos deixamos levar pelos sentidos e pela curiosidade de adivinhar o que aquilo tudo representava em nosso imaginário.

Foi um momento cheio de reflexões e descobertas. Um almoço que contou com a companhia, em algum momento, do *chef* do restaurante e no qual foram compartilhadas histórias sobre os alimentos que estávamos consumindo, informações sobre os processos, as transformações e o preparo. Foi um momento único, que mexeu com a razão e a emoção diante da comida e de tudo que a envolve.

E você? Ficou com vontade de se deixar levar por uma experiência singular? Então, da próxima vez que escolher sair para comer, desfrute ao máximo da sua experiência, mas não se esqueça de quanta coisa ganhamos também quando preparamos e servimos em casa a nossa própria comida, mesmo que isso renda uma pia cheia de louça para lavar no final. Cabe tudo em uma rotina equilibrada.

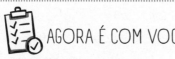# AGORA É COM VOCÊ

Para se perguntar...

- Quais são os pontos altos das refeições com a família ou os amigos na sua casa?
- O que você poderia mudar para que elas acontecessem com mais frequência?
- Se você tem filhos, o que acredita que eles estão aprendendo sobre hábitos alimentares?
- Quando seus filhos crescerem, do que você gostaria que eles se lembrassem sobre o momento das refeições?
- Quais são suas memórias de comer em família?

Refeição em família

Veja a lista que elaboramos sobre como se organizar para reunir a família à mesa.

1. Se comer junto ainda não é um hábito na sua casa, comece examinando a sua agenda para entender como será possível encaixar esses momentos. Não há como se comprometer a reunir a família se os seus próprios horários não permitem. Quem tem filhos pequenos, por exemplo, talvez precise abrir mão do seu horário para comer mais cedo com as crianças pelo menos alguns dias.

2. A comida não precisa ser elaborada; o mais importante é a interação e o prazer de estar junto naquele momento. Não se preocupe com aquilo que você não será capaz de fazer. Foque o que é viável.

O comer em família

3 Comunique claramente as suas expectativas. Se a sua ideia é reunir as pessoas da casa para cozinhar e jantar junto às quartas-feiras, informe e explique por que é importante para você que todos estejam juntos na hora de comer.

4 Mesmo que comece com um encontro semanal, talvez só no fim de semana, tenha em mente tornar esse hábito mais frequente. Não precisa ter pressa: as mudanças efetivas acontecem de maneira gradual.

5 Dê aos outros a chance de ser o melhor deles mesmos. Não espere que todos considerem essencial estar ali, pelo menos no início, ou que se comportem da maneira como você idealizou. Além de não cobrá-los, isso evita frustrações. Lembre-se da paciência!

6 Curta o momento, a refeição e divirtam-se![8]

12
Um convite às crianças

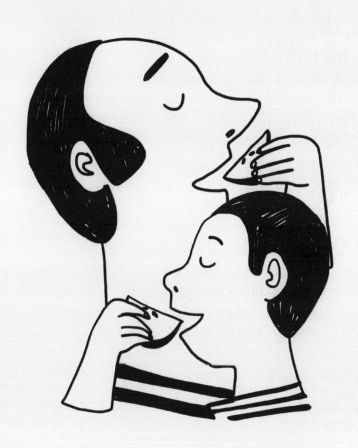

PERCEBA
Como os hábitos e as tendências dos adultos influenciam as escolhas alimentares das crianças e a maneira como elas se relacionam com a comida?

REFLITA
De que forma seria possível favorecer a conexão da criança com as suas próprias vontades e escolhas, sem gerar uma carga de culpa ou aversão a nenhum alimento? Reflita como foi a sua relação com a comida na infância.

EXPERIMENTE
Se você tem filhos, sobrinhos ou crianças próximas, aventure-se com eles na cozinha. Vale preparar algo simples como um sanduíche ou uma salada de frutas: os pequenos adoram botar a mão na massa!

A CENA É A SEGUINTE: terça-feira, férias de julho. Um menino de 7 anos, a mãe e a avó almoçam, enquanto a ajudante passa um café cheiroso na cozinha. Aquela era mais ou menos a décima vez que a mãe oferecia batata-doce ao menino:
 — Filho, quer batata-doce?
 — Não gosto.
 — Experimenta de novo?
 — Não quero.
 — A Irene fez essa e está tão gostosa!
 — Tá bom. — E a criança pega um pedaço com a maior cara de nojo.
 — Assim não. Desse jeito é claro que você não vai gostar. Mistura com um pedaço de frango e com brócolis.
 Pausa. O garoto está mastigando e mudando de expressão.
 — Mãe, essa foi a última vez que eu experimentei batata-doce. Sabe por quê?
 — Não, por quê?

– Porque eu adorei! Pode botar mais no meu prato?

Essa mãe sou eu, Manoela, e eu respondi que sim, claro, embora minha vontade na hora fosse dizer: "Filho, que orgulho, que felicidade, como a mamãe está contente que você experimentou batata-doce, é tão bom para você!". Eu realmente estava feliz. Naquele dia, meu filho Antonio comeu um belo prato de arroz integral com feijão, frango assado, brócolis (preparado de um jeito "especial" dele e da Irene, no vapor), alface, tomate, cenoura e um queijo com goiabada de sobremesa.

É claro que não é assim sempre. Mas, ao final dessa refeição, reafirmei algo que acreditamos e que pesquisadores como Ellyn Satter e Evelyn Tribole colocam: nosso papel como pais é nos responsabilizar e criar as condições favoráveis para que a criança possa fazer sua parte. Organizar o horário das refeições, o que e como será servido, preparar um ambiente agradável etc. E o papel das crianças é decidir se vão comer e comer o que tiverem vontade. Simples assim. São essas experiências que vão contribuir para que se tornem adultos competentes e interessados em comida e em comer.

Hoje, Antonio tem 16 anos e muita autonomia alimentar, é curioso e aberto a novas experiências, sempre pede um prato que nunca experimentou no restaurante. Isso não vem de um dia para o outro, mas sim de uma relação em que o comer é prioridade na vida!

Não adianta colocar adjetivos na comida, dizer que o espinafre deixa mais forte ou que a laranja tem vitamina. Nossa colega nutricionista e autora do livro *Lugar de criança é na cozinha*, Malu Petty, com quem aprendemos e replicamos os ensinamentos da nutrição infantil, reforça o que estudos científicos mostram: as crianças não comem mais porque um prato é cheio de nutrientes ou faz bem à saúde; elas comem o que gostam, o que estão acostumadas e o que sentem vontade de comer. E isso é natural para elas.

Daí a importância de expor os pequenos a uma ampla variedade de alimentos, de incentivá-los a provar novos sabores, de convidá-los a participar das compras e de envolvê-los em atividades culinárias, como montar o próprio lanche, pedir para que se sentem à mesa e degustem a comida, com calma, ao lado dos adultos. Quanto mais legal for a apresentação da comida e mais plena de significados a experiência do comer, mais eles terão a oportunidade de criar uma relação positiva com a comida.

Eu, Cynthia, sou mãe do Tomás, um comedor intuitivo, curioso e nem tão atento assim. Durante um dos encontros para escrever este livro, entre as muitas possibilidades que estavam servidas na mesa, ele veio e escolheu um pedaço de melancia, que comeu com as mãos mesmo. Talvez um adulto quisesse aproveitar a oportunidade de comer o pão comprado especialmente para a ocasião ou um doce, mas a vontade dele era de melancia e foi o que ele comeu, seguindo sua escolha interna.

Em vez de dizer que a comida vai deixar a criança grande e forte ou que serve para uma função específica, experimente não dizer nada ao seu filho. Isso mesmo, apenas disponibilize a comida e deixe que ele faça as próprias escolhas a partir da sua vontade e curiosidade. Isso torna a experiência mais prazerosa, mesmo com os alimentos mais difíceis de aceitar. Muito mais divertido que oferecer informações nutricionais é observar e investigar juntos um alimento. O caqui tem sementes? As folhas de alface são todas lisas ou algumas são crespas? Tem brócolis de um tipo só? Qual a diferença entre brócolis e couve-flor?

Em vez de tentar convencê-los a comer algo, podemos expor nossos filhos a uma diversidade cada vez maior de alimentos, repetidas vezes. Porque eles comem o que gostam, mas também o que estão acostumados. Além disso, nós somos o exemplo. O que falamos, o que cozinhamos, a maneira como nos alimentamos e as nossas atitudes em relação à comida são passadas para as crianças. É na interação com os adultos, observando-os e reproduzindo o que veem, que as crianças aprendem e desenvolvem os seus hábitos alimentares.

Muitas vezes, com a melhor das intenções, os pais falam que um alimento engorda ou que a criança não pode comer algo porque já comeu doce. Mas quanto será que isso ajuda a criar uma relação positiva com a comida? E aquele papo de que só vai ter sobremesa se o pequeno raspar os legumes do prato? Nesse caso, o que estamos ensinando? Que os vegetais não são tão gostosos e que a refeição é um momento de barganha.

Também é muito comum insistir que as crianças comam algo ou mais um pouco da comida que ficou no prato – sabe aquele argumento de que tem tanta gente passando fome por aí? Só que assim, sem querer ou perceber, vamos ensinando nas entrelinhas a não respeitarem seus sinais internos de fome e saciedade. Famílias exageradamente preocupadas em saber o que os filhos estão comendo, por exemplo, podem acabar passando a mensagem de que comer não precisa ser tão gostoso mas tem que ser "correto".

Temos sempre muito a aprender como pais e cuidadores. A ideia é que você comece a perceber e a refletir sobre as suas próprias crenças e hábitos, e a entender como isso chega até seus filhos ou crianças próximas. Não custa repetir: livre de culpa ou julgamentos, com curiosidade. O mindful eating nos ensina a fazer a auto-observação, nos ensina a agir com atenção e presença. Isso vale também para assumirmos a responsabilidade pela alimentação dos nossos filhos e inspirarmos boas escolhas.

ENTRE CRIANÇAS E ADULTOS

As datas comemorativas, como aniversários, Páscoa e Natal, podem ser uma excelente oportunidade de fortalecer a memória afetiva das crianças com a comida – um ingrediente importante para a construção de um comedor mindful. Ainda escrevendo este livro, eu, Cynthia, empolgada e motivada por tudo o que trouxemos até aqui, decidi fazer um arroz de bacalhau para almoçar com o Tomás no Dia das Mães.

O envolvimento começou desde a véspera, com a dessalga – meu filho chegou a pedir para experimentar a água do peixe para testar o sal. Mesmo não tendo ficado o tempo todo no preparo, Tomás ia e vinha para checar como estava. Em dado momento, exclamou que já estava com fome e se sentou à mesa sem eu pedir. Ou melhor, ele ajudou a arrumar a mesa! Já com o prato pronto, e para minha surpresa, ele comeu mais atento do que o usual, pediu bis e virava os olhinhos nas garfadas... Eu tenho certeza que essa receita foi parar em um lugar especial na memória do Tomás.

Da mesma forma, eu, Manoela, mesmo já adulta, na última Páscoa preparei com a minha mãe, e sob a orientação dela, a receita do bacalhau que minha avó, que já faleceu, fazia.

Quanta memória afetiva envolvida nessas situações! Você valoriza essas experiências na sua vida?

Com esses episódios tão gostosos, deixamos um convite para celebrarmos as datas especiais com as receitas da família ou novas aventuras na cozinha – de preferência junto com a criançada. Sabemos que os restaurantes são uma delícia para experimentar e cultivar a diversidade gastronômica, mas é bem provável que o melhor restaurante português de São Paulo cairia no esquecimento do Tomás.

Já o arroz de bacalhau que preparamos juntos, ah... Esse vai ficar para sempre na memória dele!

Já que falamos em festas e restaurantes, outro detalhe para prestar atenção é essa história de diferenciar comida de adulto e comida de criança. Quem estipulou que criança tem que comer só pizza, hot dog, macarrão, hambúrguer, itens que geralmente encontramos nos cardápios infantis dos restaurantes? Está certo que a porção pode ser menor, mas a comida deve ser a mesma para toda a família.

O mesmo vale para os sabores exclusivamente doces destinados aos pequenos. Como seres humanos, nós temos mesmo uma preferência evolutiva pelo que é doce. É a característica do leite materno, além de, na natureza, ser o sabor associado à segurança – os alimentos venenosos em geral são os mais amargos. Mas cabe a nós apresentarmos outras possibilidades ao paladar das crianças. Muita gente se surpreende ao ver que mesmo crianças muito pequenas podem adorar sabores mais ácidos ou mesmo amargos.

Ao não vilanizar nenhum grupo ou tipo de alimento, vamos estimular as crianças a cultivarem uma relação mais neutra com a comida. Se as colocarmos na mesa para comer, e não em frente à TV, se as convidarmos para entrar na cozinha e ajudar preparar um macarrão ou outra receita, se fizermos a comida delas com carinho, mesmo que seja um pratinho de frutas picadas, tudo isso vai ajudá-las a construir um repertório saudável e prazeroso sobre o comer. Vai auxiliar também a preservar a relação intuitiva com a comida, com a qual todos nascemos. Conforme você mesmo transforma hábitos e atitudes alimentares, essas mudanças refletem positivamente na relação das crianças com a comida.

CASA DE VÓ

Os pequenos gostam de explorar, de pegar, de fazer, de experimentar, se interessam pela forma, pela cor, pelo cheiro e pela textura das coisas. Por esse motivo, atividades que envolvem alimentos podem, de maneira lúdica, gerar aprendizados, desenvolvimento e, claro, uma relação saudável com a comida.

Uma vez eu, Manoela, fui à casa da minha mãe buscar meu filho e minha sobrinha, que estavam passando uns dias com ela. Assim que cheguei, senti aquele cheirinho de casa de mãe. Imagino que seja um cheiro sempre familiar para cada pessoa, um cheiro que tem o poder de agregar ao momento presente as memórias do passado. Cheiro de lareira, de perfume, de comida... Eu estava cansada, e aquilo era tudo que precisava.

Minha mãe esquentou uma sopa e me deu uma taça de vinho – não poderia ter combinação melhor. Eram quase dez da noite, férias escolares, e as crianças já estavam de pijama e com cara de sono. Mas meu filho veio da cozinha tomando um picolé de abacaxi, contando que eles que tinham feito e que era de abacaxi de verdade, muito fácil de fazer, delicioso. Disse também que haviam preparado brigadeiro e colocado em copinhos especiais da vovó, lindos e de vidro.

Tanto faz se a atividade é com a fruta, o abacaxi, ou com o chocolate: o mais importante é estabelecer uma relação de intimidade com a cozinha, com o que tem dentro dela, com os utensílios e os ingredientes. O que faz um liquidificador? Como o fogo transforma os alimentos? É muito legal mostrar uma carne ou um peixe, por exemplo, antes de ir ao forno – a textura, o cheiro, a aparência – e depois de pronto. Como será que aquela transformação acontece?

A casa dos avós é um ambiente que incentiva muito esse tipo de experiência. Nessa ocasião, quando eu estava tomando café da manhã, Antonio chegou perto da mesa, olhou o que tinha e abriu um pote de castanha-do-pará, pegou duas e já ia fechando a tampa quando minha sobrinha falou: "Ei, também quero!". Ela pegou logo três e saiu correndo para brincar. Na casa da minha mãe é assim: tem fruta, arroz, feijão, bolo, goiabada, macarrão, leite com chocolate, pão com manteiga e geleia, pipoca... Não tem comida especial para criança, tem comida gostosa. E não tem um monte de pacotes e embalagens coloridas, porque nem precisa para agradar as crianças.

Fico aqui pensando como é bom entrar na casa dela e me lembrar da minha infância na casa da minha avó, onde comíamos gemada de manhã e suspiro à tarde, com os ovos que íamos buscar no galinheiro, e perceber que aqui também não é mais só a casa da minha mãe, é uma casa de avó que continua ensinando as crianças a comerem comida: comida de verdade e gostosa. E eu espero que um dia Antonio e Angelina, já adolescentes, e Pedro, nossa nova criança da família, também compartilhem essas memórias.

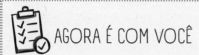 **AGORA É COM VOCÊ**

- **Fortaleça a confiança do seu filho**

Vamos propor um desafio a você: quando oferecer uma comida que está servida na mesa ao seu filho e ele não topar comer, não insista. Deixe para oferecer de novo em outro dia. E, quando ele disser que está satisfeito, acredite e deixe-o parar de comer. Essas ações simples são muito poderosas e só vão ajudá-lo a fortalecer sua confiança nos sinais internos que o corpo dele manda. Tente pelo menos uma vez!

- **Respeite as caraterísticas e o ritmo do seu filho**

Algumas crianças são mais aventureiras no que diz respeito à alimentação, enquanto outras se arriscam menos. Algumas são mais desconfiadas, outras precisam comer quantidades maiores. É preciso reconhecer e respeitar a personalidade e o tempo da criança. Note também que uma mesma criança pode ter maneiras diferentes de se alimentar de acordo com o contexto. Muitas vezes, ela é uma comedora diferente em casa e na escola. E tudo bem.

- **Que tal um piquenique?**

Preparar um lanche junto com a criança é algo simples, gostoso e que logo vira uma brincadeira. Não precisa ser um piquenique tradicional, com cesta e toalha xadrez no parque. Uma fruta, um sanduíche ou um bolo que vocês possam comer juntos é mais que suficiente. Talvez vocês possam ir até a praça, na área social do prédio ou mesmo na varanda da casa. O que vale é a conexão e o espaço de interação preenchido pela comida e pelo afeto.

- **Procure dar autonomia**

É importante para a criança pequena se familiarizar com os talheres e ter um tempo para comer sozinha, por conta própria, mesmo que ainda não consiga manuseá-los com tanta habilidade ou velocidade. Se o dia está mais corrido e você precisa acelerar o passo, pode pegar outro garfo ou colher para ajudá-la. Mas não precisa tirar o talher da mão dela.

- **A importância do planejamento**

As crianças chegam da escola com fome, comem um lanche e acabam sem fome na hora de jantar. Já viu esse filme na sua casa? Será que o lanche está muito grande? Ou eles já estão famintos nesse horário porque comeram pouco no almoço? Preste atenção na rotina para entender como é possível contornar esse tipo de situação, ou aquelas em que os pequenos estão agitados ou cansados demais para comer. No dia das aulas de natação ou outra atividade, por exemplo, você pode levar uma fruta de casa para que a criança não chegue faminta. E esse lanchinho não há de "atrapalhar" o jantar. Preencha a rotina da alimentação dos pequenos com soluções práticas e flexíveis e não com regras rígidas.

13

Compaixão, silêncio e meditação

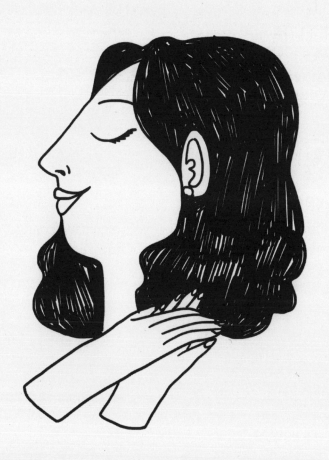

PERCEBA
Você costuma ser muito crítico em relação a si mesmo? Como isso interfere na maneira como se cuida?

REFLITA
Você se julga quando faz algo errado, quando tem uma postura inadequada ou falha? E quando come de maneira que não considera correta?

EXPERIMENTE
Nutra um sentimento de gentileza e cuidado consigo cada vez que se frustrar ou sentir que fracassou.

PROCURE GRAVAR AS TRÊS PALAVRAS do título deste capítulo. Elas estão na base de uma postura mindful em relação à vida.

Não se julgar é mais que um mero detalhe para quem realmente deseja comer com atenção plena. Tão importante como enxergar com clareza os padrões que hoje orientam nossas atitudes é não nos depreciarmos por causa deles.

Vamos partir do seguinte princípio: a imperfeição é parte da condição humana. Todos nós já nos sentimos inadequados ou insatisfeitos. Já experimentamos pensamentos autocríticos que nos colocam para baixo, que insistem em afirmar que não somos suficientemente bons, que falhamos. Na relação com a comida, isso acontece com bastante frequência – repare que os padrões que nos acompanham na vida de forma geral são os mesmos que se manifestam na nossa relação com a comida.

Criada e nutrida pela nossa mente, nossa porção perfeccionista faz julgamentos rígidos sobre o que e como deveríamos ou não ter comido. E cada vez que essa espécie de vigia entende que não agimos da maneira correta, uma série de emoções tende a vir à tona, como culpa, tristeza e raiva. Pode até ser que a sua vontade consciente seja ver a si mesmo de maneira positiva, mas a tendência à autocrítica se sobrepõe. Por isso é importante aprender a lidar com essa exigência interna e com as emoções que ela nos desperta.

Talvez o mais fácil – ou simplesmente o habitual – seja nos criticarmos e acharmos que estamos fazendo tudo errado. Mas quanto isso nos ajuda a mudar de verdade? Vamos imaginar que possa ser de outra maneira. Por exemplo: se algum amigo ou alguém da sua família vem contar um problema, como você o acolhe? Será que você conseguiria respeitar um momento difícil seu desse mesmo modo, com todas as emoções que ele envolve, tratando a si mesmo de maneira mais acolhedora e compassiva?

O fato é que, sim, você pode estar sensível ao seu próprio sofrimento, reconhecer que o sofrimento faz parte da vida e agir da maneira mais gentil possível, a fim de aliviá-lo. É isso que chamamos de autocompaixão.

A americana Kristin Neff, que é professora de Psicologia Educacional na Universidade do Texas, diz que uma das coisas mais maravilhosas sobre a autocompaixão é que ela permite abrir o coração de uma vez por todas. Kristin nos lembra que o amor, a conexão e a aceitação são nossos primeiros direitos ao nascer.

Digamos que você tenha acabado de passar por um momento de exagero durante uma refeição. Ou que esteja se sentindo frustrado por não ter conseguido cozinhar suas marmitas da semana, como havia se proposto a fazer. Ou, então, que esteja se exigindo estar mais atento, considerando-se pior que os outros por conta disso. Talvez você se cobre tanto em relação à alimentação que tenha chegado ao ponto de sentir medo da fome, de não querer que ela chegue para não ter que lidar com ela. Não importa o que seja: para estar presente e aliviar o sofrimento é preciso primeiro reconhecer que ele está ali e depois acolher o que quer que tenha surgido. Da mesma forma que faria com uma pessoa querida, com paciência e cuidado.

Aos poucos vai ficando mais claro que esse tipo de autocrítica só desmotiva e não traz benefícios. Quando sentimos culpa, por exemplo, além do desconforto da emoção em si, o organismo pode apresentar respostas fisiológicas, como aumento dos níveis de cortisol, o hormônio liberado em nossas respostas ao estresse. Isso quer dizer que, se você come de um jeito com o qual não concorda, se sente culpado e acaba comendo ainda mais ou de forma mais desatenta, a culpa tem consequências emocionais e físicas.

Sentir e reconhecer são etapas importantes. Muita gente não está aberta para entrar em contato com sentimentos que, na verdade, já podem estar presentes e independem da vontade. Se você não se permite sentir, não percebe o que sente, e, se não percebe, não tem como refletir a respeito. Portanto, não tem a possibilidade de mudar. E muitas vezes a comida é usada para preencher esse lugar de não entrar em contato com o sentimento.

A autocompaixão está associada à melhora da resiliência, ou seja, ajuda a lidar com as próprias dificuldades, e com a percepção de si mesmo. É diferente da autoestima, porque não persegue a ideia de nos afirmarmos a partir de uma avaliação positiva de nós mesmos em comparação aos outros. Ninguém é especial ou superior; estamos falando da possibilidade de nos sentirmos bem sem nos considerarmos melhores nem piores. É o fio que nos conecta uns aos outros quando sentimos que falhamos ou quando estamos sofrendo.

Sem suprimir a dor ou, o contrário, sem criar um grande drama em cima de um sentimento, você pode reconhecer uma emoção difícil ou dolorosa e enviar compaixão mentalmente a si mesmo. Assim, seja qual for a situação que esteja vivendo, será possível experimentar um sentido de bondade, conexão e equilíbrio emocional. Em outras palavras, essa é a chave para sermos gentis com nós mesmos e nos sentirmos bem aqui e agora, no momento presente.

Na hora de comer, algo simples que você pode incorporar à rotina é agradecer. Em silêncio mesmo, mentalmente, ou do jeito que preferir. Apenas olhar para o alimento, agradecer por aquela refeição e desejar o bem das pessoas que permitiram que ele chegasse até você. Nutrir esse tipo de emoção é parte da construção de qualquer mudança positiva. Outra ideia: já pensou em colocar na geladeira uma frase de respeito e compaixão junto com os ímãs habituais?

SILENCIAR E MEDITAR

O mestre zen-budista Thich Nhat Hanh diz que precisamos de silêncio tanto quanto de ar. Se nossa mente está repleta de palavras, imagens e pensamentos, não há espaço para nós mesmos. Observe: só de passar alguns minutos sem falar já nos sentimos mais em paz. No entanto, com os ruídos chegando por todos os lados, encontrar tempo para o silêncio tornou-se quase uma raridade.

Não apenas isso. Muitas vezes, há uma busca constante pelo consumo de informação e por outros estímulos, justamente para evitar aquilo que acontece quando silenciamos: temos que encarar nossos sentimentos e pensamentos. O silêncio anda de mãos dadas com a meditação. Na verdade, para quem gostaria de meditar e não sabe por onde começar, um bom início é focar sua atenção na respiração e permanecer em silêncio por alguns períodos. E, claro, experimentar não fazer nada, contemplando apenas o ócio.

Existem muitas ideias a respeito da meditação. Algumas pessoas a colocam em um lugar distante, acessível apenas a monges ou seres espiritualmente evoluídos. É importante desmistificar essa imagem. A meditação está disponível para todos, e todos podem se beneficiar dela.

Como já vimos, mindfulness é a capacidade inata do ser humano de estar inteiramente envolvido no momento presente, sem julgamento, com aceitação e curiosidade. E a prática básica da meditação baseada em mindfulness é simples: envolve trazer a atenção para o que está acontecendo aqui e agora. Mas existem muitos tipos e técnicas de meditação, e queremos que você incorpore à sua rotina as práticas que considerar mais adequadas ao seu perfil e estilo de vida.

Por que meditar? Dizem que, quando perguntaram ao Buda o que ele havia ganhado com a meditação, a resposta foi: "Nada. Mas deixe-me dizer o que perdi: ansiedade, raiva, depressão, insegurança, medo da velhice e da morte". Meditar pode ajudar você a desenvolver a calma, a percepção e a compaixão. Pode ajudar a lidar com o estresse, a descansar e a conectar mente e corpo. A encontrar alegria, a se conhecer melhor, cultivar a sabedoria, lidar com desafios internos e resolver problemas.

A prática do mindfulness nos permite a auto-observação profunda e a descoberta do nosso silêncio interior. Quando encontramos esse espaço dentro de nós, não apenas nos alimentamos de maneira mais cuidadosa e consciente, mas ajudamos a criar um espaço de bem-estar para nós mesmos e para todos aqueles que estão ao nosso redor – como a própria ciência já vem demonstrando, ganha a mente, ganha a saúde, ganha o mundo. Isso passa a ser um desejo tanto quanto uma prioridade.

Procure se abrir para essa experiência, sem ter medo da palavra "meditação". Se isso é um desafio para você, substitua essa prática por prestar mais atenção na sua respiração, nos seus passos, nas suas ações. Estar mais atento a si mesmo é uma forma de meditar.

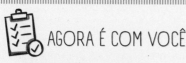# AGORA É COM VOCÊ

Refeição silenciosa

Tente fazer uma refeição em silêncio, com atenção plena, para praticar e aprofundar a sua prática de mindful eating. Mesmo que você só pratique por um período à mesa, isso ajuda e traz tranquilidade e foco quando for comer em outros contextos ao longo do dia.

Meditação da compaixão

Esta é uma meditação para desenvolver uma atitude empática e amável em relação a nós e aos outros. Ela é chamada de *metta*, meditação da compaixão ou da bondade amorosa.

1. Encontre uma posição confortável e feche os olhos.

2. Imagine que você está sozinho, observando atentamente a sua respiração, em um lugar tranquilo da sua preferência. Então, comece a tomar consciência da sua condição humana, como se fosse um observador de fora. Mantenha uma atitude não crítica, com aceitação, suavidade e amabilidade consigo mesmo, da mesma forma que fazemos com uma criança. Explore suas angústias, medos e fragilidades, assim como suas conquistas, momentos felizes e agradáveis. Abraçando a si mesmo, repita em seu interior: "Que eu seja feliz. Que eu viva bem. Que eu esteja em paz!".

3. Imagine agora que um amigo querido se senta ao seu lado e também começa a observar a própria respiração. Do mesmo modo que fez com você, tome consciência da condição humana dele, mantendo uma atitude amável. Considere também

as suas imperfeições e conquistas. Abrace a si mesmo como se abraçasse esse amigo, e repita internamente: "Que você seja feliz. Que você viva bem. Que você esteja em paz!". Permaneça nesse estado por algum tempo. Então, visualize-o se despedindo e deixando você sozinho novamente.

4 Imagine uma pessoa com quem você tem uma relação neutra, nem de amizade nem conflituosa. Pode ser um desconhecido. Repita a etapa anterior, visualizando-a sentada ao seu lado e tomando consciência da condição humana dela. Envie afeto a ela, enquanto lhe diz: "Que você seja feliz. Que você viva bem. Que você esteja em paz!".

5 Agora, siga o mesmo procedimento com uma pessoa com quem você mantém uma relação conflituosa. Observe-a com todos os seus medos, angústias, imperfeições e qualidades. Se sentir que é possível, envie-lhe a sua energia positiva (caso não seja, não se force agora, deixe para outro momento), enquanto lhe diz: "Que você seja feliz. Que você viva bem. Que você esteja em paz!".

6 Por fim, imagine-se convidando essas três pessoas para meditar ao seu lado, ao mesmo tempo. Convide ainda mais pessoas, vizinhos, moradores da mesma cidade, de outros países, de todo o planeta. Sem defini-las como amigos ou inimigos, direcione suas melhores intenções e diga: "Que todos sejam felizes. Que todos vivam bem. Que todos estejam em paz!".

7 Aos poucos, volte a atenção para a sua respiração, sensações físicas e emocionais e finalize a prática.

É só respirar e apreciar![9]

14
A jornada não termina aqui

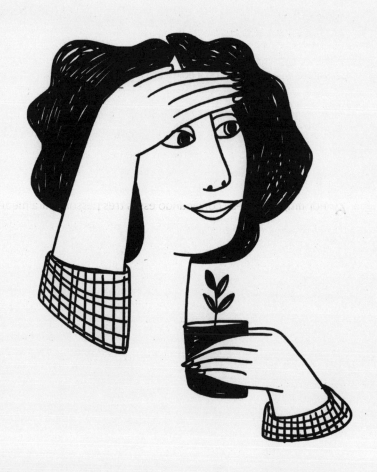

PARA CONCLUIR NOSSO PERCURSO PELO universo do mindful eating – e seguir aplicando na vida o que aprendemos ao longo destas páginas –, vamos fazer uma breve recapitulação do que vimos até aqui.

Começamos com aquele diagnóstico inicial. Na era da conexão digital, cresce o número de pessoas desconectadas de si mesmas: sobrecarregadas pelos afazeres, presentes fisicamente, mas com a mente divagando por outros lugares e os olhos passeando pela tela do celular. Nosso convite é singelo na teoria, mas desafiador na prática: saia do piloto automático, pare e observe. Cultive essa habilidade e capacidade tão negligenciada no corre-corre: a atenção.

O mindfulness é uma maneira intencional de prestar atenção no presente, sem julgamentos. É um caminho prático para buscar a sinergia entre mente, corpo e emoções. É uma abordagem que permeia a vida como um todo e, claro, passa pela alimentação.

Em tempos de tantas insatisfações e desarmonias com a comida, de dietas da moda e regimes restritivos, o mindful eating propõe que não existe certo ou errado na hora de comer. Em um mundo que luta contra o crescimento da obesidade, combater a fome e as doenças crônicas, essa atitude prega leveza, equilíbrio e não julgamento nas escolhas alimentares.

Esse modo de viver a alimentação tem como pilares a paciência, a abertura, a confiança, a não resistência, a aceitação e o desapego. Como vimos, precisamos aprender a estar em sintonia com nossos sinais internos, identificando e respeitando a fome e a saciedade, um passo básico para fazer escolhas atentas à mesa.

Entendemos também, ao longo desta trajetória, que a própria fome tem muitas facetas. Ver, ouvir, cheirar, tocar, sentir... Tudo isso influencia o apetite, a maneira como comemos e a experiência de se alimentar.

Agora que já conhece os vários aspectos da fome, você poderá fazer suas escolhas com mais liberdade, saberá o momento de parar, de dizer não ou de simplesmente aceitar e degustar um prato maravilhoso.

Não é preciso ir longe nem descartar tudo o que você já construiu até aqui em termos de hábitos alimentares. A ideia é começar exatamente de onde você está agora, despertar sua atenção, observar seus padrões e preferências, emoções e dificuldades em relação à comida... Só você pode reconhecer o que e como mudar. Só você pode assumir a responsabilidade pelas suas escolhas. Só você pode estar satisfeito consigo, com o seu corpo e com a oportunidade de saborear velhas e novas receitas. Deixamos aqui um convite ao mindful eating.

Certamente, para fazer as mudanças que deseja na sua vida, algumas adaptações no ambiente externo serão necessárias. E é por isso que sugerimos alguns ajustes na sua cozinha e no ambiente onde você come. Foi por isso também que investimos algumas linhas em orientações para os momentos sociais que envolvem o ato de comer – e que podem se transformar em um prato cheio para a desatenção ou o desrespeito aos nossos sinais internos.

Acreditamos que é perfeitamente possível comer em festas, encontros e happy hours sem perder a conexão consigo mesmo. E, sim, um comedor mindful talvez vá comer mais do que seria confortável em determinadas ocasiões. A diferença, porém, está no fato de que é ele que irá decidir fazer isso e o fará sem julgamentos. Afinal, ele é o especialista em si mesmo.

Na perspectiva do mindful eating, nenhum alimento ou forma de comer são proibidos. Isso não significa comer qualquer coisa em qualquer hora. Mas, sem preconceitos, toda comida tem espaço em uma rotina ativa e balanceada. No entanto, algumas informações nutricionais básicas são importantes, até para que possamos testá-las na prática e entender o que funciona melhor de acordo com a nossa experiência.

Não queremos ser cansativas, mas é nosso dever bater nessa tecla sempre: mindful eating não é uma dieta, não comporta proibições e uma data-limite para se livrar do regime. Pelo contrário, falamos e praticamos uma filosofia que desconstrói a rigidez e as restrições da chamada mentalidade de dieta.

Nosso foco está em resgatar o prazer em comer – comer com equilíbrio e respeito ao corpo – sem sofrer com a culpa (antes, durante ou depois da refeição), pois assim é possível estabelecer e atingir um modelo de saúde. Queremos que você não apenas cultive as sensações que o alimento traz mas também compartilhe mais refeições com a família e os amigos.

É nesse contexto que vem aquela sugestão, repetida ao longo do livro, para você entrar e mexer mais na cozinha. Arrisque-se a preparar novas receitas, recupere tradições familiares, convide as crianças para, todos juntos, colocarem a mão na massa.

Por fim, pense em você. Não é para se julgar, se cobrar, criticar a si mesmo. Isso não ajuda. Para que tudo se encaixe com harmonia aqui, precisamos de gentileza e compaixão para com os outros e conosco.

A nossa maior motivação com este livro é inspirar você e outras pessoas a fazerem as pazes consigo mesmos e com a comida. Esperamos que desfrute com mais atenção, carinho e equilíbrio de todos os momentos e rituais que englobam o comer: a hora da compra dos ingredientes (ou da colheita deles, caso você se empolgue e faça sua horta), a hora do preparo, a hora da refeição, a hora da digestão etc. E, presente no aqui e no agora, que você possa nutrir a convicção de que, mesmo não sendo perfeitos, nós podemos nos acolher e nos aceitar com bondade e amorosidade – e essa é a melhor maneira de nos tornarmos melhores, mais plenos e mais felizes.

Como ensina o mestre zen-budista Thich Nhat Hanh: "Não existe um caminho para a felicidade. A felicidade é o caminho".

Notas

CAPÍTULO 2

1 Adaptado do modelo de Ellyn Satter, presente no capítulo "Modelo de competências alimentares", do livro *Nutrição comportamental*, de Marle Alvarenga, Manoela Figueiredo, Fernanda Timerman e Cynthia Antonaccio.

2 Baseado no modelo de experimento presente no livro *Well Nourished: Mindful Practices to Heal you Relationship with Food, Feed your Whole Self and End Overeating* de Andrea Lieberstein. (Em tradução livre: *Bem nutrido: práticas conscientes para curar sua relação com a comida, alimentar-se por completo e acabar com os excessos*).

CAPÍTULO 3

3 Em tradução livre: *Comer com atenção plena: um guia para redescobrir uma relação saudável e alegre com a comida*, de Jan Chozen Bays.

4 Em tradução livre: *Alimentação consciente - Vida consciente*.

5 Baseado no exercício presente no livro *Full Catastrophe Living: Using the Wisdom of your Body and Mind to Face Stress, Pain and Illness*, de Jon Kabatt-Zin Bantan. (Em tradução livre: *Viver em plena catástrofe: usar a sabedoria do corpo e da mente para enfrentar o estresse, a dor e a doença*).

CAPÍTULO 4

6 Exemplos baseados nas informações do *Center for Mindful Eating,* organização internacional sem fins lucrativos em Columbia, Missouri, Estados Unidos.

CAPÍTULO 5

7 Informações presentes no livro *Nutrição comportamental,* de Marle Alvarenga, Manoela Figueiredo, Fernanda Timerman e Cynthia Antonaccio.

CAPÍTULO 11

8 Conteúdo baseado nas informações presentes no livro *The Surprising Power of Family Meals,* de Miriam Weinstein.

CAPÍTULO 13

9 Adaptado do livro *Manual prático mindfulness: curiosidade e aceitação,* de Marcelo Demarzo e Javier Campayo.

Referências

Os livros que usamos e que talvez possam interessar a você.

ALVARENGA, Marle et al. (org.) *Nutrição comportamental*. 2. ed. São Paulo: Manole, 2018.

BAYS, Jan Chozen. *Mindful eating*: A Guide to Rediscovering a Healthy and Joyful Relationship with Food. Boston: Shambala, 2009.

BRASIL. Ministério da Saúde. Saúde Mental. *Na América Latina, Brasil é o país com maior prevalência de depressão*. Publicado em 22 set. 2022. Disponível em: https://www.gov.br/saude/pt-br/assuntos/noticias/2022/setembro/na-america-latina-brasil-e-o-pais-com-maior-prevalencia-de-depressao. Acesso em 27 mar. 2024.

BRASIL. Ministério da Saúde. Secretaria de Atenção à Saúde. *Guia alimentar para a população brasileira*. 2. ed. 1. reimpr. Brasília, DF: Ministério da Saúde, 2014. Disponível em: https://www.gov.br/saude/pt-br/assuntos/saude-brasil/publicacoes-para-promocao-a-saude/guia_alimentar_populacao_brasileira_2ed.pdf/view. Acesso em: 27 mar. 2024.

DEMARZO, Marcelo; GARCÍA CAMPAYO, J. *Manual prático mindfulness*: curiosidade e aceitação. São Paulo: Palas Athena, 2015.

ESTADOS UNIDOS. *The Center for Mindful Eating*, Disponível em: https://www.thecenterformindfuleating.org/. Acesso em: 27 mar. 2024.

HANH, Thich Nhat. *A arte de comer*. Rio de Janeiro: Agir, 2015.

ISMA-BR (*International Stress Management Association no Brasil*). Disponível em: https://www.ismabrasil.com.br/. Acesso em 27 mar. 2024.

KABATT-ZIN, Jon. *Full catastrophe living: Using the Wisdom of Your Body and Mind to Face Stress, Pain, and Illness*. Bantan, 2013.

LIEBERSTEIN, A. *Well nourished: Mindful Practices to Heal You Relationship with Food, Feed Your Whole Self and End Overeating*. Minneapolis: Fair Winds Press, 2017.

PETTY, Maria Luiza. *Lugar de criança é na cozinha*. 2. ed. São Paulo: JBC, 2020.

POLLAN, Michael. *Em defesa da comida: um manifesto*. Tradução Adalgisa Campos da Silva. Rio de Janeiro: Intrínseca, 2008.

TRIBOLE, Evelyn; RESH, Elyse. *Comer intuitivo: faça as pazes com a comida. Liberte-se da dieta crônica. Redescubra o prazer de comer*. Rio de Janeiro: Sextante, 2021.

WEINSTEIN, Miriam. *The Surprising Power of Family Meals*. Hanover: Steerforth Press, 2005.